Sameh Gamal El Din

Sensibilização global para a saúde reprodutiva: Factos e desafios

Sameh Gamal El Din

Sensibilização global para a saúde reprodutiva: Factos e desafios

ScienciaScripts

Imprint

Any brand names and product names mentioned in this book are subject to trademark, brand or patent protection and are trademarks or registered trademarks of their respective holders. The use of brand names, product names, common names, trade names, product descriptions etc. even without a particular marking in this work is in no way to be construed to mean that such names may be regarded as unrestricted in respect of trademark and brand protection legislation and could thus be used by anyone.

Cover image: www.ingimage.com

This book is a translation from the original published under ISBN 978-620-2-01309-3.

Publisher:
Sciencia Scripts
is a trademark of
Dodo Books Indian Ocean Ltd. and OmniScriptum S.R.L publishing group

120 High Road, East Finchley, London, N2 9ED, United Kingdom
Str. Armeneasca 28/1, office 1, Chisinau MD-2012, Republic of Moldova, Europe
Printed at: see last page
ISBN: 978-620-7-61453-0

Índice

Introdução

Mais de mil milhões de pessoas no mundo têm idades compreendidas entre os 15 e os 24 anos e a maioria vive em países em desenvolvimento. A Conferência Internacional sobre População e Desenvolvimento (CIPD), realizada no Cairo em 1994, foi a primeira reunião oficial a reconhecer os direitos reprodutivos e sexuais. O Programa de Ação desta reunião reconheceu as necessidades de saúde reprodutiva (SR) como um requisito vital para o desenvolvimento humano e social. Este livro destaca a importância da saúde reprodutiva e dos direitos sexuais entre os adolescentes. Além disso, este livro esclarece a importância de prestar serviços de saúde reprodutiva adequados às mulheres recém-casadas. Além disso, a prioridade máxima é permear e melhorar a consciencialização pública sobre a fertilidade, uma vez que uma das tendências demográficas mais terríveis das últimas três décadas tem sido a diminuição substancial da taxa de fertilidade em muitas áreas do mundo desenvolvido. Além disso, este livro avaliou diferentes comportamentos sexuais de risco entre os adolescentes, com o subsequente risco potencial de contrair doenças sexualmente transmissíveis, juntamente com o elevado risco de sofrer de cancro do colo do útero em resultado da aquisição do vírus do papiloma humano e os diferentes modos de prevenção. Por último, este livro apresentou os actuais programas e perspectivas de saúde reprodutiva em diferentes regiões do mundo.

Palavras-chave: saúde reprodutiva e sexual dos adolescentes, doenças sexualmente transmissíveis, consciência da fertilidade, sistemas de cuidados de saúde e perspectivas de prestação de serviços de saúde sexual.

Capítulo I "Saúde reprodutiva e direitos sexuais".

Mais de mil milhões de pessoas no mundo têm entre 15 e 24 anos de idade e a maioria vive em países em desenvolvimento **(Scholl et al., 2004)**. A Conferência Internacional sobre População e Desenvolvimento (ICPD), realizada no Cairo em 1994, foi a primeira reunião oficial a reconhecer os direitos reprodutivos e sexuais **(Griffin, 2006)**. O Programa de Ação desta reunião reconheceu as necessidades de saúde reprodutiva (SR) como um requisito vital para o desenvolvimento humano e social. A proteção dos direitos reprodutivos e sexuais dos jovens e a sua capacitação para fazer escolhas informadas é uma chave crucial para o seu bem-estar **(Asghar, 2010 & Moise, 1999)**.

Sem a melhoria do acesso à saúde reprodutiva, os Objectivos de Desenvolvimento do Milénio (ODM), que visam a saúde reprodutiva, não serão alcançados **(Population Action International, 2010)**. A maioria dos jovens não tem muito conhecimento sobre os seus direitos sexuais. Por vezes, nem sequer reconhecem a extensão das suas violações e não sabem onde se podem dirigir para obter aconselhamento jurídico ou social **(Singh et al., 2005 & International Women's Health Coalition, 2007)**. A dimensão sexual, especialmente em adolescentes e jovens adultos, desempenha um papel muito importante pela sua influência no crescimento e desenvolvimento intelectual **(Raphael, 1996, Wellings, 2006)**; da mesma forma, as consequências dos comportamentos sexuais podem ter um impacto grave na sua saúde reprodutiva **(Cavallo et al., 2013)**.

A Organização Mundial de Saúde (OMS) identificou a saúde sexual como "um estado de bem-estar físico, emocional, mental e social em relação à sexualidade que requer uma abordagem positiva e respeitosa da sexualidade e das relações sexuais" **(OMS, 2006)** e a saúde reprodutiva inclui a funcionalidade, o sistema e a ação de reproduzir em todo o ciclo de vida e, por conseguinte, "implica que as pessoas sejam capazes de ter uma vida sexual responsável, satisfatória e segura e que tenham a capacidade de se reproduzir e a liberdade de decidir se, quando e com que frequência o fazem" **(OMS, 2006)**. As fontes tradicionais de informação, como os pais, têm uma conceção errónea sobre tudo o que está relacionado com a sexualidade, juntamente com uma perspetiva cautelosa. Além disso, a educação formal sobre a sexualidade, que se encontra normalmente nos programas de ciências e biologia, não abrange os direitos reprodutivos e sexuais **(Center for Rights, Education and Awareness, 2006)**. Além disso, **Saleh et al (2014)** demonstraram que os meios de comunicação social eram a principal fonte de conhecimentos sobre saúde reprodutiva e sexual para a maioria dos inquiridos antes do casamento.

Outro estudo realizado com mulheres jovens com formação no Egipto indicou que a televisão e a Internet eram os meios de comunicação mais utilizados pelas participantes **(El Gelany et al., 2013)**. Barreiras como a vergonha, a culpa, o embaraço; a confidencialidade; e o medo de não serem acreditados tornam os jovens incapazes de lidar com essas violações **(Marjorie et al., 2006)**, juntamente com o seu conhecimento e experiência inadequados sobre questões de sexualidade, incluindo instrumentos legais que lhes podem dar a oportunidade de reivindicar e proteger os direitos relacionados com a sexualidade **(Center for Rights, Education and Awareness, 2006)**. As crescentes pressões que os jovens enfrentam em relação ao sexo e à sexualidade incluem mensagens e normas conflitantes que podem ser motivadas pela falta de conscientização sobre seus direitos e resultam em muitos jovens incapazes de buscar ajuda quando precisam, e com a incapacidade de dar contribuições dentro dos processos de políticas e de tomada de decisões **(Braeken et al., 2010)**. Práticas tradicionais como o casamento precoce, o casamento por rapto e a mutilação genital feminina têm efeitos adversos na saúde e no bem-estar dos jovens **(MOH, 2006)**. Além disso, existem vários riscos para a saúde sexual e reprodutiva. Entre os muitos riscos para a saúde sexual e reprodutiva, os principais são a coerção sexual, o casamento precoce, a poligamia, a mutilação genital feminina, as gravidezes não planeadas, as gravidezes muito espaçadas, o aborto e as infecções sexualmente transmissíveis (IST) **(Scholl et al., 2004)**.

Um estudo realizado por **Adinew et al (2013)** para avaliar o conhecimento dos direitos reprodutivos e sexuais entre os estudantes da Universidade de Wolaita Sodo, na Etiópia, demonstrou que uma proporção substancial dos estudantes não tinha conhecimentos e que este nível de conhecimentos estava muito aquém do adequado. Para além disso, não sabiam que uma mulher casada tem o direito de dizer não ao sexo, independentemente da vontade do marido. Este resultado foi inferior ao de um estudo efectuado nos Estados Unidos da América, no Texas **(Rickert et al., 2002)**. Esta discrepância pode ser explicada pela diferença de cultura e norma em que as duas populações foram criadas. A maioria das culturas etíopes considera o sexo e a sexualidade tabu, o que leva a uma relutância em discutir e abordar questões de saúde sexual **(Berhane et al., 2005)**. **Para** além de minar os direitos das mulheres, a sociedade etíope é altamente patriarcal **(Amnistia Internacional, 2005)**. Para a maior parte das sociedades africanas, a falta de conhecimentos sobre questões sexuais assegurava a segurança, uma vez que se presumia que protegia os adolescentes de se envolverem e, consequentemente, de se tornarem vítimas **(Magwaza, 2007)**.

Adinew et al (2013) demonstraram que os estudantes de zonas urbanas eram mais propensos a ter conhecimentos em comparação com os de zonas rurais, o que pode ser explicado pelo facto de os estudantes das cidades terem relativamente melhor acesso à informação. No entanto, os seus homólogos das zonas rurais podem ser privados de oportunidades semelhantes devido à baixa consciencialização da sociedade, que inibe a discussão livre e aberta sobre questões reprodutivas e sexuais. Além disso, os alunos de escolas primárias e secundárias privadas tinham mais probabilidades de ter conhecimentos do que os alunos de escolas públicas. Em contraste, um estudo nigeriano revelou que os alunos de escolas públicas estavam mais conscientes dos direitos sexuais reprodutivos do que os alunos de escolas privadas **(Ogunlayi, 2005)**. Esta diferença pode ser explicada pelo facto de as organizações não-governamentais (ONG) nigerianas que trabalham na área da saúde reprodutiva darem mais ênfase às escolas públicas do que às escolas privadas, ao passo que na Etiópia essa percentagem é baixa **(Adinew et al 2013)**. Além disso, a maioria das escolas privadas encontra-se em cidades onde os alunos estão mais familiarizados com esta questão e têm melhor acesso a centros de juventude e educação sexual **(Adinew et al 2013)**.

Os clubes de luta contra o VIH/SIDA e de saúde reprodutiva são também relativamente fortes e funcionais nas escolas privadas. Além disso, as suas famílias têm um bom nível educacional e económico em comparação com as famílias dos estudantes das escolas públicas. Os estudantes de ciências da saúde têm maior probabilidade de ter conhecimentos do que os estudantes da faculdade de Ciências Sociais e Humanas (SSH) **(Adinew et al 2013)**, o que pode dever-se à existência de direitos reprodutivos e sexuais como capítulo nos seus cursos. Para além disso, os seus professores estão bem familiarizados e são mesmo especialistas em questões de saúde reprodutiva **(Adinew et al 2013).** Na mesma linha, a educação para a saúde sexual é obrigatória nas escolas públicas da Gronelândia como parte do curso "Desenvolvimento pessoal" **(Sexual health education in Greenland, 2015)**.

Curiosamente, na Ásia, em particular em Hong Kong, **Chan et al (2015) revelaram** que a maioria dos inquiridos afirmou ter obtido conhecimentos relacionados com o sexo e a fertilidade nos meios de comunicação social e não na escola, o que reflecte a persistente falta de sensibilização do público para a educação sexual em Hong Kong. Este facto pode ser explicado pelo receio de que a educação sexual dos adolescentes em Hong Kong permita a abstinência, centrando-se no conhecimento da anatomia sexual, o que também foi observado em vários estudos **(Ho & Tsang, 2002; Ng, 1998)**. De forma coerente, **as directrizes canadianas para a educação sexual (2015)** afirmam que fornecer informações factuais sobre a saúde sexual pode ser insuficiente ou ineficaz para diminuir os resultados negativos em termos de saúde sexual.

Adinew et al (2013) mostraram que os estudantes que utilizaram serviços de saúde reprodutiva tinham maior probabilidade de ter conhecimentos do que aqueles que não o fizeram, o que está de acordo com o estudo dos EUA, onde os utilizadores de serviços de saúde reprodutiva tinham mais inclinação para os direitos de saúde reprodutiva, e o uso inconsistente de contraceptivos estava associado a uma baixa assertividade sexual **(Rickert et al., 2002)**. A possível explicação pode ser que a utilização de serviços de saúde reprodutiva aumenta a probabilidade de obter aconselhamento e informações precisas, o que tem um impacto direto no conhecimento dos direitos sexuais e reprodutivos **(Adinew et al 2013)**. Os estudantes que já discutiram questões de direitos sexuais e reprodutivos têm maior probabilidade de ter conhecimentos do que aqueles que não o fizeram. Isto pode ser explicado pelo facto de que a discussão pode aumentar o conhecimento dos direitos sexuais e reprodutivos através da partilha de experiências que permite um ganho profundo de conhecimento **(Adinew et al 2013)**.

Com a necessidade crescente de abordar os problemas de saúde reprodutiva das mulheres, como as infecções do trato reprodutivo (ITR)/infecções sexualmente transmissíveis (IST), o VIH/SIDA, o planeamento familiar e a saúde materna, torna-se importante avaliar o estado da saúde reprodutiva das mulheres em cada fase do seu ciclo de vida. A Organização Mundial de Saúde também recomenda uma abordagem do ciclo de vida para lidar com todo o espetro de questões de saúde reprodutiva das mulheres. Infelizmente, no período imediatamente a seguir ao casamento, as mulheres recebem o mesmo nível de cuidados. Assim, a maior parte das mulheres que iniciam a sua vida sexual e familiar imediatamente após o casamento estão expostas a vários problemas de saúde ginecológica e reprodutiva **(George, 2003, OMS e FNUAP, 2006 & Alaudin et al., 1999)**, o que se espera que seja pior para as mulheres mais pobres. A disponibilidade de qualquer forma de intervenção pode ter um impacto positivo a longo prazo no seu estado de saúde e na sua família. Assim, é importante avaliar o estado e os padrões de saúde reprodutiva das mulheres recém-casadas.

Um estudo realizado por **Singh et al (2007)** entre adolescentes indianos seleccionados em cinco estados, demonstrou que mais de 40% das mulheres concordavam em ter relações sexuais sempre que os maridos quisessem, independentemente do seu desejo, o que era mais elevado do que as conclusões apresentadas por **Adinew et al (2013)**, que demonstraram que proporções mais baixas de estudantes do sexo feminino e masculino recrutados na Universidade de Wolaita Sodo, na Etiópia, concordavam em fazer a mesma coisa. Esta diferença pode ser atribuída à diferença de idade e de nível de escolaridade dos participantes no estudo. **Prasad et al (2005) revelaram** que cerca de metade das mulheres com idades compreendidas entre os 16 e os 20 anos tinham comunicado alguns dos sintomas ginecológicos.

Singh et al (2010) recrutaram 71 noivas recém-casadas. Estas noivas foram visitadas um mês após o casamento para a primeira avaliação e depois foram seguidas aos 3, 6 e 9 meses ou até conceberem, consoante o que ocorresse primeiro. Apenas 3 mulheres e 2 homens se casaram antes da idade legal para o casamento, 18 e 21 anos, respetivamente. A idade média de casamento das mulheres do estudo (20,2 ± 0,5 anos) é igual à do nordeste de Deli e a proporção de homens e mulheres casados antes da idade legal de casamento é menor neste estudo **(Singh et al., 2010)** em comparação com a registada em Deli e no nordeste de Deli pelo NFHSIII **(Resumo das principais conclusões do NFHS-3 2005-2006, Índia).** A maioria (94,93%) das mulheres recém-casadas tinha começado a coabitar com os seus maridos logo após o casamento. A maioria, 56 (78,87%), tinha pelo menos o 8º ano de escolaridade e apenas 6 (8,45%) eram analfabetas. O estado nutricional pré e peri-concecional das jovens adolescentes é considerado deficiente neste estudo **(Singh et al., 2010)** e a proporção de anemia no grupo estudado foi inferior a 90,10%, conforme documentado pelo ICMR, estudo de 2001 para raparigas adolescentes **(Conselho Indiano de Investigação Médica (ICMR)).** **Singh et al (2010)** demonstraram que a maioria do peso total dos sujeitos era inferior ao peso esperado para a sua idade, o que era semelhante ao encontrado por **Saibaba et al. (2002)**, que também era o mesmo que vários outros estudos que tinham abordado o estado de saúde entre as adolescentes casadas **(Kurz, 1996 & Kannani et al., 1990).**

Balachander et al. (1993) referiram que os distúrbios menstruais eram os mais comuns (54,25%), especialmente a oligomenorreia e a dismenorreia, que eram semelhantes aos resultados referidos por **Singh et al., 2010.** Em contrapartida, um estudo realizado por **Saleh et al (2014)** demonstrou que a principal razão para visitar clínicas ambulatórias entre as mulheres egípcias recém-casadas foi o atraso na conceção, seguido de infeção/descarga do trato genital e, finalmente, irregularidades menstruais. Infelizmente, as mulheres que foram recrutadas no estudo realizado por **Singh et al (2010) pareciam** não reconhecer a importância e a necessidade da higiene sexual sob a forma de lavagem dos órgãos genitais antes e depois do ato sexual para prevenir infecções do aparelho reprodutor. Após o casamento, 22 (30,99%) mulheres declararam ter sintomas de infecções do aparelho reprodutor/infecções sexualmente transmissíveis (IST/IST) durante uma parte do estudo, o que é comparável aos dados do NFHS-3 para o Nordeste de Deli, ou seja, 34,8% das mulheres sexualmente activas declararam ter tido sintomas de IST/IST no último ano (Resumo das principais conclusões do NFHS-3 2005-2006, Índia).

Singh et al (2010) referiram que se registou um aumento significativo dos casos de infeção do aparelho reprodutor (IAR) aos 3 e 6 meses, em comparação com a linha de base, e que não se verificou qualquer alteração significativa entre os 3 e os 6 meses na proporção de mulheres que referiram quaisquer sintomas de IAR/IST. Para além disso, todos os casos de IAR referiram ter corrimento vaginal anormal. Do mesmo modo, um estudo efectuado em Agra por **Deoki Nandan et al (2005)** revelou que o sintoma mais frequentemente referido era o corrimento vaginal (94%), seguido de dores no baixo ventre (55%).

No Sul da Índia, **Prasad et al (2005) verificaram** que mais de metade das mulheres do grupo etário dos 16-20 anos apresentavam sintomas ginecológicos, seguindo-se as mulheres que apresentavam resultados laboratoriais de IST e 14% apresentavam doença inflamatória pélvica diagnosticada clinicamente e, por último, apenas um terço das mulheres com idades compreendidas entre os 16 e os 20 anos não procurou cuidados de saúde. Poucas (23%) das mulheres recém-casadas referiram sintomas de IRI/IST e 33,3% das mulheres com problemas menstruais 6 meses após o casamento consultaram o médico. A razão mais comum para não aceder aos cuidados de saúde foi a timidez ou o embaraço para falar sobre o assunto **(Singh et al 2010)**. **Singh et al (2010)** referiram que apenas 3 mulheres utilizaram PCO na linha de base e apenas 14 (16,18%) não utilizaram nenhum dos métodos contraceptivos em qualquer altura durante o estudo. No total, 6 utilizaram sempre PCO e 8 utilizaram sempre preservativos, o que foi muito elevado em relação aos valores comunicados pelos estudos anteriores realizados neste grupo etário, uma vez que apenas 2,9% das mulheres casadas há 3 anos tinham utilizado alguma vez métodos contraceptivos antes do primeiro filho num estudo de **Khokhar A e Mehra M (2005)** realizado numa colónia de reinstalação de Deli. Além disso, o NFHS-III demonstrou que apenas 2% das mulheres sem filhos utilizavam qualquer método contracetivo **(Resumo das principais conclusões do NFHS-3 2005-2006, Índia)**.

As taxas mais elevadas de utilização de contraceptivos no estudo realizado por **Singh et al (2010)** podem ser atribuídas às tendências de mudança e ao nível de educação mais elevado das mulheres **(Singh et al., 2010)**. Pelo contrário, um estudo realizado por **saleh et al (2014)** demonstrou que a maioria das participantes nunca tinha usado preservativo e que a minoria que o usava o fazia durante o tratamento de uma infeção do trato genital ou como método contracetivo temporário. O número de participantes que usaram preservativo neste estudo foi muito superior ao registado no Inquérito Demográfico e de Saúde de 2005, que revelou que a taxa de utilização de preservativo era muito baixa na população em geral (2,5% entre as mulheres casadas com idades compreendidas entre os 15 e os 49 anos) **(El-Zanaty et al., 2006)**.

Cerca de 79% do total de mulheres concebeu no prazo de 9 meses após o casamento. A mediana do intervalo pré-concecional (dias entre a data do casamento e o último período menstrual) foi de 101 dias. 43% das mulheres com menos de 20 anos de idade estavam grávidas. Apenas 25% das mulheres grávidas se registaram para cuidados pré-natais no primeiro trimestre **(Singh et al., 2010)**.

Capítulo II "Sensibilização para a fertilidade"

Uma das tendências demográficas mais terríveis das últimas três décadas tem sido a diminuição substancial da taxa de fertilidade em muitas áreas do mundo desenvolvido. A taxa de fertilidade total do mundo diminuiu de 4,5 nascimentos por mulher em 1970-1975 para 2,5 em 2005-2010 (**Divisão de População das Nações Unidas, 2013a**). Estas tendências podem ser explicadas pela melhoria da educação das mulheres, pelo aumento da utilização de contraceptivos, pelo aumento do adiamento do casamento e da maternidade e pela preferência mais forte por famílias mais pequenas (Divisão de População das Nações Unidas, **2013b**). Na Dinamarca, a idade dos pais e das mães pela primeira vez aumentou três e quatro anos, respetivamente, desde 1986 - o que resultou numa idade média de 31,3 anos para os homens e de 29,1 anos para as mulheres em 2015 (**Statistics Denmark, 2016**), com tendências semelhantes noutros países (**Schmidt et al., 2012**), e na União Europeia as mães pela primeira vez são mais velhas em Itália (30,6 anos) e em Espanha (30,4 anos) (**Eurostat [Internet], 2016**). **Em** contrapartida, informações de 2001 mostravam que quase 50% das mulheres nicaraguenses jovens adultas tinham dado à luz pela primeira vez antes da data do seu 20.º aniversário e que uma proporção significativa destas gravidezes não tinha sido planeada (**Blandon et al., 2006**). Nos últimos 25 anos, a proporção de mães com idade igual ou superior a 35 anos registou um aumento constante nos EUA, mas a idade média das mães pela primeira vez é inferior à da Europa (26,0 anos em 2013) (**Martin, 2016**).

Tendo em conta os dados austríacos e comparando estes dados com os de outros países europeus, a idade das mães de primeira viagem austríacas situava-se a meio do espetro, tal como a idade das mulheres aquando do nascimento do seu primeiro filho no Reino Unido (idade média de 27,8 anos em 2010), na República Checa (idade média de 27,8 anos em 2011, em comparação com 22,4 anos em 1990), na Croácia (idade média de 27,9 anos em 2011, em comparação com 25,0 anos em 1995) e na Noruega (idade média de 28,5 anos em 2012, em comparação com 25,5 anos em 1990). As mulheres italianas e estónias comunicaram as idades médias mais elevadas e mais baixas na primeira maternidade (idade média de 30,3 anos em 2011, em comparação com 26,9 anos em 1990) e (idade média de 26,4 anos em 2011, em comparação com 22,7 anos em 1990), respetivamente (**Comissão Económica das Nações Unidas para a Europa. Base de dados estatísticos: Idade média das mulheres ao nascimento do primeiro filho, 12-05-2014**). A redução da fertilidade resultou na idade avançada da mãe, bem como do pai (**Balasch et al., 2012, Sartorius et al., 2010**) com subsequente afetação da dimensão da família (**Morgan et al., 2010**). Consequentemente, foi relatado um declínio na taxa de fertilidade total (TFR) nos países da OCDE, tendo a TFR média caído de 2,7 para 1,7 durante os anos de 1970 a 2009 (**Organização para a Cooperação e Desenvolvimento Económico, 2011**).

No mesmo contexto, a prevalência da infertilidade nas mulheres italianas varia entre 1,99% (infertilidade primária) e 12,99% (infertilidade secundária) (**Mascarenhas et al., 2012**). **Por** outro lado, as taxas de conceção entre mulheres solteiras sexualmente activas com idades compreendidas entre os 15 e os 24 anos variam entre 14,1 por 100 mulheres-ano na Nicarágua e 25,8 na Bolívia (**Ali et al., 2005**). Além disso, uma idade materna mais elevada foi associada a um aumento das complicações relacionadas com a gravidez e a resultados adversos na descendência, semelhantes aos resultados adversos associados a uma idade paterna elevada (**Sartorius et al., 2010**), como a prematuridade (**Delbaere et al., 2007**) e a morte fetal (**Silver, 2007, Kenny et al., 2013**). Um estudo demográfico que abrangeu dados nacionais da Dinamarca, Finlândia, Noruega e Suécia sobre a fecundidade de coortes entre mulheres nascidas em 1935 e posteriormente revelou padrões semelhantes nos quatro países no que respeita ao adiamento da constituição de família e à recuperação dos níveis de fecundidade a partir dos 30 anos nas coortes mais jovens (**Andersson et al., 2009**).

Além disso, **Andersson et al (2009)** demonstraram que as mulheres com 40 anos de idade nascidas em 1935 nos países nórdicos tinham, em média, 2,1-2,5 filhos, enquanto as mulheres nascidas em 1963 tinham, em média, 1,9-2,1 filhos, sendo o adiamento da constituição de família registado em todos os grupos de escolaridade, especialmente entre as mulheres com um nível de escolaridade elevado. Na Dinamarca, em 2005, os homens de 37 anos tinham, em média, 1,5 filhos e não havia diferenças no número médio de filhos entre os grupos de escolaridade. Entre as mulheres de 35 anos, as mulheres com educação de curta duração tinham, em média, 1,9 filhos, enquanto as mulheres com educação de longa duração tinham, em média, 1,4 filhos (**Knudsen, 2012**).

Com base nos dados dos registos nacionais dinamarqueses, desde 2005, 12-13% das mulheres de 50 anos não têm filhos, em comparação com 20-21% dos homens (**Danmarks Statistik, 2016**). Na Dinamarca, a maioria dos pais e das mães com idades compreendidas entre os 30 e os 39 anos estão no mercado de trabalho e os seus filhos com idades compreendidas entre os 3 e os 5 anos frequentam creches públicas (**Statistics Denmark, 2011**). Os pais dinamarqueses têm, em conjunto, até 52 semanas de licença parental, das quais 32 semanas podem ser partilhadas entre os progenitores. No total, 37% dos pais utilizam a totalidade/alguma parte da licença parental partilhada (**Statistics Denmark, 2015**). Estudos anteriores revelaram várias razões para o adiamento da parentalidade, incluindo as normas contemporâneas, o aumento do acesso e da eficácia da contraceção e um aumento do nível de educação das mulheres e da sua participação no mercado de trabalho (**Mills et al., 2011, Andersson et al., 2009**), juntamente com a falta geral de conhecimentos sobre a fertilidade, que também pode ser um fator central e contributivo (**Mills et al., 2011, Lampic, 2005, Bunting et al., 2013**).

A existência de diferenças de género no conhecimento da fertilidade é ainda outra questão central (**Lampic, 2005, Sundhedsstyrelsen et al., 2016**). Embora o adiamento da maternidade e do casamento permitisse às mulheres alcançar as suas ambições educativas e profissionais, o avanço da idade nas mulheres foi associado à infertilidade (**Hansen, 1986; Schmidt, Sobotka, Bentzen, & Andersen, 2012**). Consequentemente, as tecnologias de reprodução assistida (TRA) tornaram-se o principal recurso para as mulheres mais velhas que desejam ter filhos, uma vez que podem deparar-se com infertilidade.

Foi dada especial atenção às estudantes universitárias, uma vez que acabaram de entrar na idade fértil e enfrentam interesses concorrentes, entre os seus objectivos educativos e profissionais, o casamento e ter filhos (**Bretherick et al., 2010; Hashiloni-Dolev, Kaplan, & Shkedi-Rafid, 2011; Lampic, Svanberg, Karlstrom, & Tydén, 2006; Peterson, Pirritano, Tucker, & Lampic, 2012; Rovei et al, 2010; Svanberg, Lampic, Karlstrom, & Tydén, 2006; Tough, Benzies, Fraser-Lee, & Newburn-Cook, 2007; Tydén, Svanberg, Karlstrom, Lihoff, & Lampic, 2006; Virtala, Kunttu, Huttunen, & Virjo, 2006; Virtala, Vilska, Huttunen, & Kunttu, 2011**). Num estudo com estudantes de uma universidade sueca, **Lampic e os seus colaboradores (2006)** descobriram que estes planeavam ter os seus filhos em idades em que a fertilidade feminina tinha diminuído. Do mesmo modo, **Peterson e colaboradores (2012)** constataram que, embora houvesse uma forte necessidade de ter filhos entre os estudantes universitários americanos, estes demonstravam falta de consciência da fertilidade e sobrestimavam tanto a probabilidade de gravidez após relações sexuais desprotegidas como a taxa de sucesso do tratamento da fertilidade. Entrevistas qualitativas de estudantes universitários canadianos revelaram resultados semelhantes (**Sabarre, Khan, Whitten, Remes, & Phillips, 2013**).

S0rensen et al (2016) mostraram que a maioria dos participantes sem filhos declarou que desejava ter filhos no futuro, estando as mulheres mais interessadas do que os homens. Além disso, os homens que poderiam ser confrontados com infertilidade eram mais propensos a acreditar que adiariam a paternidade e menos propensos a acreditar que procurariam tratamento de FIV. Uma clara maioria declarou que ter um parceiro com quem partilhar a responsabilidade era a circunstância mais importante para a parentalidade. No entanto, um número significativamente maior de homens do que de mulheres deu prioridade à conclusão dos estudos e à obtenção de um emprego permanente antes de ter filhos. Em contrapartida, um número significativamente maior de mulheres deu prioridade a ter filhos antes de serem "demasiado velhas".

Além disso, **S0rensen et al (2016)** revelaram que o conhecimento sobre questões de fertilidade era semelhante entre ambos os sexos, sendo que a maioria dos inquiridos pensava que a diminuição ligeira e acentuada da fertilidade ocorria mais tarde do que realmente acontecia. Além disso, mais de metade sobrestimava a capacidade do tratamento de FIV. Este estudo (**S0rensen et al., 2016**) foi reforçado pela utilização de um questionário originalmente desenvolvido e validado numa população escandinava comparável de estudantes universitários suecos (**Lampic, 2005, Skoog Svanberg et al., 2006, Tydén et al., 2006**) e pela elevada taxa de participação de 99%.

Por último, a seleção aleatória dos inquiridos reforçou a validade externa. Além disso, **S0rensen et al (2016)** limitaram a possível fonte de enviesamento anonimizando o questionário utilizado no estudo para evitar que fosse entendido como pessoal e, consequentemente, ficasse sem resposta. Infelizmente, em muitos casos, os inquiridos responderam à resposta com um ponto de interrogação. Por conseguinte, pensamos que as respostas em falta podem ser atribuídas à não reflexão. Ainda assim, não podemos saber se este facto levou a uma subestimação ou sobrestimação dos nossos resultados (**S0rensen et al., 2016**). Uma falha importante no estudo realizado por **S0rensen et al (2016)** foi o facto de apenas 15% (n = 79) dos participantes serem estudantes do sexo masculino, pelo que se deve ter cuidado para não tirar conclusões estatísticas. No entanto, de acordo com a Metropolitan University College Study Administration, a percentagem de homens recrutados neste estudo está bem correlacionada com a distribuição geral de género no módulo interprofissional, que é de aproximadamente 17%.

Além disso, **Kang (2013)** demonstrou que a maioria dos estudantes do módulo interprofissional em questão provinha de programas relacionados com a saúde, o que indica que as lacunas de conhecimento sobre fertilidade podem ser mais óbvias na população estudantil em geral na Dinamarca. O estudo realizado por **S0rensen et al (2016)** demonstrou que a maioria dos inquiridos desejava ter filhos no futuro, com uma diferença de género estatisticamente significativa nesta questão. Este facto está em consonância com um estudo recente realizado na Ucrânia (**Mogilevkina et al.,**

2016). Anteriormente, vários estudos revelaram que as estudantes do sexo feminino classificavam a importância de ter um filho e a probabilidade de se submeterem a um tratamento de fertilização in vitro mais elevada do que os seus colegas do sexo masculino (**Lampic, 2005, Peterson et al., 2012**), o que era consistente com os resultados de **S0rensen et al (2016)**. Estes resultados podem ser interpretados pelo facto de as mulheres valorizarem mais o facto de terem filhos do que os homens, mas, ao mesmo tempo, existe uma concordância entre o número de filhos desejado e a idade do primeiro filho em todos os géneros.

S0rensen et al (2016) demonstraram que não existiam diferenças de género relativamente à idade parental no nascimento do último filho, mas mais de 60% das mulheres (significativamente mais do que os homens) concordaram que era importante ter filhos antes de ser "demasiado velho". Uma interpretação cautelosa dos resultados apresentados por **S0rensen et al (2016)** foi que as semelhanças e diferenças entre os géneros nas suas intenções de parentalidade podem interagir na "negociação" sobre o planeamento familiar no seio de um casal e, assim, explicar parcialmente o adiamento da parentalidade. **S0rensen et al (2016)** revelaram que a criação do "ambiente ideal" era o principal pré-requisito para ter um filho, juntamente com a adequação do parceiro, o que ecoa os resultados de vários outros estudos (**Lampic, 2005, Skoog Svanberg et al., 2006, Mogilevkina et al., 2016**). A literatura publicada anteriormente comparou os conhecimentos dos homens e das mulheres sobre a fertilidade (**Lampic, 2005, Peterson et al., 2012, Skoog Svanberg et al., 2006, Stern et al., 2013, Daniluk et al., 2015**).

Alguns estudos concluíram que os homens tinham menos conhecimentos sobre fertilidade (**Lampic, 2005, Peterson et al., 2012, Vassard et al., 2016**), o que estava de acordo com a conclusão de **Bunting et al (2013)**. Apesar das evidências que revelaram uma maior probabilidade de infertilidade associada ao casamento tardio e ao planeamento familiar tardio (**Chandra & Stephen, 1998**), existia uma lacuna considerável entre a disponibilidade de informações médicas sobre a fertilidade e o nível de sensibilização real do público em geral (**Hammarberg et al., 2013**). De forma coerente, **S0rensen et al (2016)** mostraram que não havia diferenças substanciais entre os dois géneros no que diz respeito à falta geral de conhecimentos sobre questões de fertilidade. A probabilidade de uma gravidez resultante de relações sexuais desprotegidas num casal jovem no momento da ovulação e a taxa de sucesso da fertilização marital foram enormemente sobrestimadas por ambos os grupos (**The European IVF-monitoring programme (EIM), para a Sociedade Europeia de Reprodução Humana e Embriologia (ESHRE)**, 2005).

Além disso, mais de metade dos participantes respondeu erradamente à idade feminina em que ocorreu um declínio acentuado da fertilidade. Outros estudos replicaram conhecimentos limitados semelhantes entre estudantes universitários (**Lampic, 2005, Peterson et al., 2012, Mogilevkina et al., 2016, Chan et al., 2015**). Este facto foi particularmente preocupante, uma vez que uma percentagem considerável dos inquiridos tencionava ter o seu último filho aos 35 anos ou mais, altura em que a diminuição acentuada da fertilidade feminina se tornou uma realidade (**Dunson et al., 2002**).

Para além desta preocupação, a taxa de reprodução atual na Dinamarca é de 1,69 (**Danmarks Statistik, 2016**). Outra tendência social grave foi a subestimação do declínio da fertilidade relacionado com a idade e a sobrestimação da taxa de sucesso do tratamento da fertilidade, o que foi demonstrado em numerosos estudos (**Bretherick, Fairbrother, Avila, Harbord, & Robinson, 2010; Daniluk, Koert, & Cheung, 2012; Gossett, Nayak, Bhatt, & Bailey, 2013; MacDougall, Beyene, & Nachtigall, 2013; Maheshwari, Porter, Shetty, & Bhattacharya, 2008**). Eventualmente, um estudo europeu recente conduzido por **Vassard et al (2016)** mostrou que as mulheres, que subestimaram o impacto da idade na fertilidade, desejavam ter o seu primeiro filho numa idade mais elevada.

Na Ásia, em particular em Hong Kong, apesar de a política de filho único do Estado não ser aplicada, a taxa de fertilidade total em Hong Kong está entre as mais baixas do mundo e tem vindo a cair de forma constante de 1,9 em 1981 para 0,9 em 2003, seguida de uma recuperação menor para 1,3 em 2012 (**Departamento de Censos e**

Estatísticas do Governo de Hong Kong, 2013). A queda da taxa de fertilidade de Hong Kong é também atribuída à melhoria da educação e ao aumento da participação das mulheres na força de trabalho (**todas as estatísticas abaixo citadas provêm do Departamento de Censos e Estatísticas do Governo de Hong Kong, 2012**). O aumento das oportunidades de educação e emprego levou ao adiamento do casamento entre as mulheres de Hong Kong. A proporção de pessoas não casadas com idades compreendidas entre os 20 e os 39 anos aumentou de 47,4% em 1986 para 58,9% em 2012, enquanto a idade média do primeiro casamento subiu de 23,9 anos em 1981 para 29,0 anos em 2012, no caso das mulheres, e de 27,0 anos para 31,1 anos, no caso dos homens. Consequentemente, a idade mediana das mulheres ao primeiro parto também aumentou de forma constante: em 2012, a idade mediana das mulheres ao primeiro parto era de 30,5 anos, em comparação com 25,1 anos em 1981.

De acordo com as últimas estatísticas do Conselho de Hong Kong para a Tecnologia de Reprodução Humana (2013), mais de dois terços (67,6%) dos ciclos de tratamento de fertilização in vitro (FIV) em 2011 foram efectuados em mulheres com 35 anos ou mais. No entanto, nem todos os casais que sofrem de infertilidade procuram tratamento: Leong (2002) citou um inquérito realizado em Hong Kong, segundo o qual 16% de 7 208 inquiridos referiram problemas de fertilidade, mas apenas 34% das pessoas afectadas tinham recebido ou estavam a receber tratamento de fertilidade na altura do inquérito. Na Ásia, a sensibilização para a fertilidade é consideravelmente menos divulgada. O estudo Starting Families Asia (**Wong, 2012**), que inquiriu 1 000 mulheres em 10 países da região Ásia-Pacífico, revelou que estas mulheres davam prioridade a uma relação estável, em especial em Hong Kong, antes de se sentirem preparadas para ter filhos.

Além disso, ter um filho parece ser menos essencial para as mulheres de Hong Kong em geral. O mesmo inquérito revelou também que as mulheres de Singapura e Hong Kong eram as menos optimistas quanto às suas hipóteses de engravidar. No entanto, entre as mulheres asiáticas do inquérito que não conceberam durante mais de 6 meses, 62% delas não suspeitavam da possibilidade de infertilidade e 80% delas não suspeitavam de um problema masculino no marido (**Wong, 2012**). Além disso, a maioria dos participantes neste inquérito não se apercebeu da maior probabilidade de infertilidade entre as mulheres idosas na casa dos quarenta anos e apenas 15% associaram a obesidade à redução da fertilidade. No mesmo contexto destas concepções erradas, sessenta e dois por cento dos inquiridos em Hong Kong acreditavam erradamente que uma mulher que tivesse parado de menstruar poderia ainda ser fértil (**Wong, 2012**).

Hong Kong é uma economia avançada (PIB per capita em 2012: 52 300 dólares), onde o apego aos valores culturais chineses permanece forte. No entanto, o estilo de vida ocidental também é predominante, com influência judaico-cristã (**Leung & Chan, 2003**). Apesar dos factos acima referidos, a educação sexual em Hong Kong continua a ser escassa ou inexistente para os estudantes do ensino secundário local, limitando a sua exposição a dados como a contraceção e a fertilidade provenientes de canais oficiais. Além disso, existe ainda uma forte expetativa cultural de que as mulheres sejam as principais prestadoras de cuidados infantis, apesar da elevada taxa de participação das mulheres no mercado de trabalho em Hong Kong. Estes factos confirmam a presença de influências culturais chinesas nas atitudes em relação à fertilidade (**Chan et al., 2015**).

Além disso, **Chan et al (2015)** demonstraram que havia uma tendência social para preferir rapazes a raparigas, o que está bem documentado na China devido à sua cultura patrilinear (**Lee, Chan, Choi Hui, & Chan, 2009**). **Chan et al (2015)** demonstraram que os jovens universitários de Hong Kong sobrestimavam a idade da fertilidade óptima (76%), subestimavam o declínio da fertilidade antes dos 30 anos (92%) e sobrestimavam as probabilidades de gravidez em relações naturais antes dos 30 anos (57%), o que era consistente com a sua preocupação relativamente baixa com a infertilidade e a sua preferência por ter o primeiro filho por volta dos 30 anos. Além disso, quase dois terços (66%) da amostra sobrestimaram a taxa de sucesso dos tratamentos de fertilidade, o que foi consistente com amostras europeias e americanas (**Lampic et al., 2006; Peterson et al., 2012**).

Existem várias características distintas entre as conclusões de **Chan et al (2015)** e as dos seus homólogos ocidentais. Em primeiro lugar, mais de um terço (35%) dos inquiridos afirmaram não pensar em casar ou pensar que nunca iriam casar. Um em cada cinco (20%) inquiridos disse que não queria ter um filho, em comparação com menos de 5% dos inquiridos suecos e 10% dos inquiridos americanos. Os inquiridos de Hong Kong obtiveram pontuações significativamente mais baixas do que as amostras ocidentais sobre a prioridade de ter filhos. Por outro lado, um estudo etíope realizado por **Adinew et al (2013)** entre estudantes da Universidade de Wolaita Sodo demonstrou que uma proporção significativa dos inquiridos não aceitava que uma mulher casada tivesse o direito de limitar o número de filhos de acordo com o seu desejo sem o consentimento do marido.

Chan et al (2015) demonstraram que a grande maioria dos inquiridos (83%) indicou um bom emprego que permitisse a educação dos filhos como uma das condições para a parentalidade (em comparação com 65% dos estudantes suecos), o que era consistente com uma consciência comum do conflito trabalho-família. Um inquérito mais pormenorizado sobre educação sexual em Hong Kong, realizado por **Fok (2005),** revelou que apenas 3 a 17% das escolas secundárias mencionavam o controlo da natalidade e o planeamento familiar nos primeiros três anos do currículo escolar e que apenas um em cada quatro professores inquiridos tinha recebido mais de 15 horas de formação neste domínio. Esta situação levou à falta de sensibilização dos jovens de Hong Kong para as questões da fertilidade, o que os levou a procurar informação de forma aleatória em fontes menos oficiais, como os meios de comunicação social e os seus pares.

Singh et al (2010) revelaram que quatro em cada dez mulheres afirmam que as suas gravidezes não foram planeadas. No mesmo contexto, **Decat et al (2013) explicam** as gravidezes precoces e indesejadas pelo abandono escolar e pelo aumento da percentagem de pessoas solteiras, juntamente com o aumento simultâneo das taxas de aborto. Consequentemente, a prestação de intervenções de saúde essenciais quando uma mulher e o seu parceiro decidem ter um filho será demasiado tardia em 40% das gravidezes **(OMS, 2013).** A taxa total de abortos na Gronelândia difere acentuadamente de outros países nórdicos. Em 2012, a taxa total de abortos na Gronelândia foi de 2 000 abortos por 1 000 mulheres (com idades compreendidas entre os 15 e os 49 anos). Em contraste, a taxa total de abortos noutros países nórdicos (Ilhas Faroé, Noruega, Dinamarca, etc.) foi inferior a 700 abortos por 1.000 mulheres (com idades entre os 15 e os 49 anos) durante o mesmo período.

Por outro lado, a ilegalidade do aborto resultou em grave subnotificação nos países latino-americanos. No Brasil, na Colômbia, na República Dominicana e no Peru, as complicações de abortos inseguros ocorridos entre mulheres de 15 a 19 anos levaram a 10 a 21% das hospitalizações **(Singh, 1998).** Esses dados sugerem que o número de abortos induzidos por 100 gestações varia de 23 a 30 **(Singh, 1998).** Por estas razões, a OMS ajuda as regiões e os países a implementarem um processo passo a passo para melhorar a disponibilidade e o acesso a intervenções de cuidados pré-concepcionais que visam reduzir a mortalidade e a morbilidade materna e infantil através da prestação de cuidados contínuos que abrangem a gravidez, o parto, a infância, a adolescência e a idade adulta. Os cuidados pré-concepcionais são definidos como a prestação de todas as intervenções de saúde necessárias às mulheres e aos casais antes da ocorrência da conceção e consistem em várias intervenções eficazes em 12 áreas, nomeadamente, doenças evitáveis por vacinação (DPV), gravidezes precoces ou indesejadas, IST e infertilidade e subfertilidade. Evidências recentes revelaram que, sem um prestador especializado de cuidados pré-concepcionais, as mulheres em idade fértil podem explorar a Internet com o risco de obter informações incorrectas **(Agricola et al., 2013).**

A Itália é um país com uma experiência crescente na implementação de iniciativas de cuidados pré-concepcionais **(OMS, 2013).** No entanto, são necessários mais dados para descrever a sensibilização para a saúde pré-concecional e os padrões de comportamentos sexuais de risco num grupo etário específico. Infelizmente, os cuidados pré-concepcionais (que incluem o aconselhamento sobre a fertilidade) não são prestados por rotina na Dinamarca. Campanhas recentes levadas a cabo pela

Autoridade Nacional de Saúde dinamarquesa (**Bunting et al., 2013**) abordaram a questão da sensibilização para a fertilidade. Assim, o aconselhamento sobre o Plano de Vida Reprodutiva (RLP) recomendado pelos Centros de Controlo e Prevenção de Doenças, concebido para ajudar a refletir sobre questões de planeamento familiar, pode beneficiar os casais dinamarqueses (**Centros de Controlo e Prevenção de Doenças, 2016**, **Johnson et al., 2006**). Além disso, este plano foi considerado fortemente eficaz entre os casais suecos num estudo de ensaio aleatório controlado para determinar a idade em que os participantes queriam ter o seu último filho (**Stern et al., 2013**).

As reflexões incentivadas pelo Plano de Vida Reprodutiva podem também incluir condições prévias à parentalidade, por exemplo, trabalho, estudos, encargos financeiros, etc. Eventualmente, a reprodução medicamente assistida (MAR) tornou-se uma realidade para um número crescente de casais, como resultado do adiamento da parentalidade. Infelizmente, a reprodução medicamente assistida não estava a ser bem sucedida em todos os casos, em consequência do declínio biológico da fertilidade devido à idade parental avançada (**Leridon, 2004**), não devendo ser negligenciada a carga psicológica decorrente do tratamento da fertilidade (**Schmidt, 2009**).

Capítulo III "Comportamento sexual de risco, DST e medidas de prevenção"'

Os comportamentos sexuais de risco são, de facto, frequentemente observados em estudantes universitários, tanto nos países em desenvolvimento **(Somba et al., 2013)** como nos países desenvolvidos **(Gil-Garcia et al., 2013)**. As explicações são multifactoriais, por exemplo, o facto de os indivíduos desta faixa etária terem conhecimentos insuficientes sobre as condições de saúde reprodutiva, os seus sintomas e consequências e terem crenças erradas, o que possivelmente influenciou o seu comportamento de risco **(Mishra et al., 2012, Gungor et al., 2013)**. Além disso, as mudanças socioculturais, juntamente com uma mudança no sentido de um casamento mais tardio na maioria dos países, levaram a um aumento do sexo antes do casamento e do número de parceiros, especialmente nos países desenvolvidos e para os homens **(Wellings, 2006)**, o que representou um risco de infecções sexualmente transmissíveis, como o VIH, *a Chlamydia trachomatis* ou a gonorreia, e pode resultar em gravidezes indesejadas, abortos e maus resultados de gravidez **(Sneed, 2009).**

Os homens e mulheres urbanos nos seus anos sexualmente mais activos representavam o grupo de risco mais vulnerável para as doenças sexualmente transmissíveis (entre os 15 e os 35 anos) **(OMS, 2001). Além** disso, foi referido que os jovens etíopes que frequentam e abandonam a escola, com idades compreendidas entre os 15 e os 24 anos, constituíam a percentagem mais elevada de novos casos de VIH neste país **(Ministério da Saúde, 2003)**. Em 2008, registaram-se cerca de 500 milhões de novos casos de sífilis, gonorreia, clamídia e tricomoníase em todo o mundo em homens e mulheres com idades compreendidas entre os 15 e os 49 anos, 46,8 milhões dos quais na região europeia da OMS **(OMS, 2012)**. Em 2013, o Inquérito HBSC ajudou a disseminar uma grande quantidade de informação para abordar estratégias preventivas sobre comportamentos sexuais em adolescentes (crianças de 11, 13 e 15 anos) **(Cavallo et al., 2013).**

Um estudo realizado por **Poscia et al (2015)** destacou vários comportamentos sexuais de risco, como a iniciação sexual precoce, as relações sexuais aleatórias e desprotegidas e uma baixa sensibilização para a saúde reprodutiva entre uma grande amostra de estudantes universitários. A exposição sexual precoce é um fator de risco para infecções sexualmente transmissíveis e resultados adversos de saúde social e física na adolescência e na idade adulta e aumenta o risco de gravidezes não planeadas (**Skinner et al., 2015**). Além disso, dados epidemiológicos mostraram que, em mais de 95% dos cancros do colo do útero, uma infeção por HPV, com um subtipo oncogénico, desempenhou um papel essencial na carcinogénese (**DiSaia et al., 2007**). Depois da mama, o cancro do colo do útero é o segundo cancro mais comum nas mulheres, tendo sido classificado como uma doença sexualmente transmissível.

Por conseguinte, poderia ser prevenida se a infeção por HPV fosse evitada (**Franco et al., 2008**). **Poscia et al (2015) revelaram** que 19,7% dos estudantes italianos estudados tiveram relações sexuais antes dos 15 anos de idade, o que é bastante semelhante aos jovens adultos dos EUA (19% das mulheres de 15 anos de idade) **(Finer et al., 2013)**. Da mesma forma, **Vaidakis et al (2017)** demonstraram, num estudo epidemiológico considerado o maior que abordou esta questão na Grécia, que 64,5% dos adolescentes com 17 a 18 anos de idade tiveram actividades completas. Além disso, a idade média de exposição sexual, com pequenas diferenças entre os sexos, foi de 15,5 anos de idade. Na mesma linha, na América Latina, os adolescentes de 10 a 19 anos **(Maternal, newbord, child and adolescent health, World Health Organization)** enfrentam sérios problemas de saúde sexual e reprodutiva. Estudos realizados na América Latina mostraram que os adolescentes iniciam a atividade sexual em idades cada vez mais precoces e que apenas uma minoria toma precauções para prevenir as infecções sexualmente transmissíveis (IST) ou a gravidez **(Ali et al., 2005).**

O Center for Disease Control (CDC) estimou que cerca de 11% (cerca de 5,8 milhões de pessoas) das mulheres americanas com idades compreendidas entre os 15 e os 44 anos recorreram à contraceção de emergência entre 2006 e 2010, mas a percentagem foi mais elevada nos grupos etários mais jovens. As principais razões para a utilização de contraceptivos de emergência foram a "falha do método" (45%) ou "relações sexuais desprotegidas" (49%) **(Daniels et al., 2013)**. **Poscia et al (2015)** estimaram que 66,4% dos 74,0% de estudantes italianos sexualmente activos que foram avaliados, relataram usar contraceptivos e cerca de 32% usaram métodos ineficazes contra as IST (pílulas ou DIU), menos do que o encontrado num inquérito realizado noutros países europeus em 2010 **(Ramiro et al., 2015)**. Esta percentagem foi mais elevada nos Países Baixos, onde 85% das pessoas que tiveram relações sexuais utilizaram qualquer método (46% preservativos e 24% pílula contraceptiva e preservativos) **(Rademakers, 1998)**. 2,5% dos estudantes italianos tinham pelo menos uma infeção sexualmente transmissível que foi diagnosticada por um médico na maioria dos casos (68,3%) **(Poscia et al., 2015)**. Além disso, 63,7% dos homens e 30,9% das mulheres nunca fizeram exames urológicos ou ginecológicos **(Poscia et al., 2015)**. De facto, algumas doenças, como por exemplo a clamídia, podem permanecer assintomáticas durante muito tempo e os estudantes podem representar uma fonte de infeção para os seus parceiros (Poscia **et al., 2015)**.

Além disso, as infecções sexualmente transmissíveis crónicas e silenciosas representam um risco de infertilidade. É importante destacar a importância do rastreio Papanicolau para a prevenção do carcinoma do colo do útero, especialmente para algumas das jovens que nunca fizeram um exame ginecológico **(Poscia et al., 2015)**. **Poscia et al (2015)** demonstraram que a vacinação contra a rubéola, o sarampo e a papeira apresentava uma baixa cobertura na sua amostra e atingia o nível mais elevado em estudantes mais jovens (com idades compreendidas entre os 18 e os 21 anos), o que poderia ser explicado pela cobertura de vacinação de rotina insuficiente nas coortes nascidas em Itália nas décadas de 1980 e 1990 **(Filia et al., 2013)**.

Na verdade, isto fez com que a população do estudo fosse composta por cerca de 40% das mulheres que correm o risco de contrair rubéola numa futura gravidez e mais de 50% dos homens que correm o risco de contrair papeira, juntamente com um elevado risco de desenvolver complicações **(Poscia et al., 2015)**. Dados limitados, subnotificação e sistemas de vigilância fracos resultaram numa subestimação da magnitude da epidemia de infecções sexualmente transmissíveis e VIH na América Latina **(Teva et al., 2012)**. Tradicionalmente, existem vários factores que influenciam o comportamento sexual de um jovem, como a família, o ambiente social, bem como os conhecimentos sobre IST e contraceção **(Blanc et al., 1998)**. Assim, estes comportamentos podem ser modificados em conjunto com os programas adequados de promoção da saúde nas escolas e nos meios de comunicação social, a proteção pode ser aumentada de modo a prevenir a transmissão de IST, incluindo o HPV **(Vivancos et al., 2013)**.

Hoje em dia, é amplamente aceite que estes programas de promoção da saúde devem ser compatíveis com a proteção primária, através de programas de vacinação contra o HPV, e, numa fase posterior, com a proteção secundária, através do rastreio da população para os cancros relacionados com o HPV (citologia de Papanicolaou e testes de identificação do HPV-DNA) para identificação e tratamento de alterações pré-invasivas (NIC - neoplasia intraepitelial cervical no colo do útero) **(Vaidakis et al., 2017)**. Na mesma linha, Susan e Rita Columbia desenvolveram uma abordagem multidisciplinar e abrangente para mudar as atitudes e os comportamentos de saúde dos adolescentes, a fim de ajudar os programas de saúde que visavam prevenir gravidezes indesejadas e o VIH/DST. Além disso, o trabalho no domínio da prevenção do VIH demonstrou que as questões de saúde complexas que dividem as desigualdades socioeconómicas, geográficas e de género exigiam respostas culturalmente informadas, específicas do local e multidisciplinares **(Piot et al., 2008)**.

Capítulo IV "Perspectivas de gestão e atualização dos serviços de saúde sexual e reprodutiva para adolescentes"

No entanto, ainda havia poucas evidências substanciais sobre o que funcionava melhor quando se adotava uma abordagem abrangente, dado o interesse relativamente novo na saúde sexual e reprodutiva de adolescentes (SSRA) como uma categoria separada dentro do campo mais amplo da saúde materna e da SSR **(Jepson et al., 2010)**. A avaliação de estratégias de intervenção complexas representou um desafio adicional **(Laga et al., 2012)**. Eventualmente, são necessários estudos que avaliem o impacto das intervenções num contexto social e cultural em constante mudança **(Michielsen et al., 2010)**. Em resposta a esta necessidade estabelecida, **Decat et al (2013)** centraram-se no desenvolvimento, implementação e conceção da avaliação do estudo CERCA (community-embedded reproductive health care for adolescents) (www.proyectocerca. org). Este projeto (CERCA) foi um estudo multicêntrico organizado pelo Centro Internacional de Saúde Reprodutiva (ICRH) da Universidade de Ghent. O objetivo do estudo CERCA era desenvolver e avaliar intervenções complexas que procurassem melhorar o acesso e a utilização de serviços de saúde sexual e reprodutiva por parte dos adolescentes **(Craig et al., 2008)**.

A hipótese do CERCA baseava-se numa estratégia abrangente de intervenções integradas na comunidade que melhorariam a saúde sexual e reprodutiva e o bem-estar dos adolescentes nas áreas-alvo. O estudo CERCA, realizado entre 2010 e 2014, avaliou esta hipótese em contextos de investigação seleccionados em três cidades latino-americanas: Cochabamba, Bolívia; Cuenca, Equador; e Manágua, Nicarágua. Esta investigação de intervenção resultou no desenvolvimento de um quadro que contribuirá para o planeamento de futuras intervenções de saúde sexual e reprodutiva que sejam eficazes e respondam às necessidades estabelecidas das populações-alvo. O objetivo deste projeto (CERCA) foi desenvolver, implementar e testar um modelo de intervenção capaz de melhorar a saúde reprodutiva e sexual dos adultos em três cidades latino-americanas. O quadro de investigação foi concebido utilizando as metodologias existentes de investigação-ação, investigação participativa de base comunitária e mapeamento de intervenções. Estas ferramentas metodológicas permitiram a **Decat et al (2013)** realizar uma investigação de intervenção que teve em consideração a complexidade dos determinantes da saúde sexual e reprodutiva dos adultos e levar a cabo uma estratégia de intervenção e um plano de avaliação abrangentes.

Em vez de se cingir precisamente a um quadro metodológico específico, o consórcio CERCA optou por desenvolver um modelo de investigação e intervenção baseado em todos os três (AR, CBPR e Mapeamento de Intervenções), a fim de melhor satisfazer as necessidades existentes em matéria de saúde sexual e reprodutiva dos adolescentes (ASRH), garantir a apropriação pela comunidade e a capacitação dos participantes, e ser reativo a contextos políticos e socioculturais em mudança **(Decat et al., 2013)**. **Michielsen (2012)** afirmou a importância de desenvolver uma abordagem de avaliação que nos permita medir o impacto das intervenções num contexto em constante mudança. Para o efeito, **Decat et al (2013)** desenvolveram um estudo de impacto controlado específico nas três cidades, recorrendo a resultados comportamentais mensuráveis contextualizados. Os resultados do estudo CERCA ajudariam a desenvolver intervenções de saúde eficazes orientadas especificamente para as necessidades de saúde sexual e reprodutiva dos adultos e, de um modo mais geral, ajudariam a melhorar os sistemas de saúde pública existentes para que pudessem responder melhor às necessidades e exigências em constante mudança de uma população adolescente, juntamente com os resultados completos do Projeto CERCA, que estariam disponíveis em 2014 **(Decat et al., 2013)**.

As concepções de avaliação e os indicadores escolhidos para medir o impacto das intervenções nem sempre foram sensíveis às mudanças incrementais que ocorreram. Este facto pode resultar numa diferença entre a eficácia medida e o impacto das intervenções percebido pelas populações visadas. A avaliação qualitativa da eficácia do CERCA demonstrou alguns efeitos positivos - na utilização de preservativos e de serviços de saúde sexual no Equador e na facilidade de comunicação na Bolívia -, mas, infelizmente, estes resultados não eram mensuráveis em termos quantitativos

(**Córdova Pozo et al., 2015**). Além disso, a investigação etnográfica sugeriu que os indicadores quantitativos escolhidos e as medições utilizadas no projeto não continham a complexidade dos determinantes sociais da ASRH ou a mudança das dinâmicas de género e de poder ao nível da família e da comunidade, que influenciavam a forma como as actividades de intervenção eram recebidas e postas em prática (**Córdova Pozo et al., 2015**).

Na mesma linha, **Nelson et al (2013)** demonstraram que as medidas quantitativas apenas se podiam centrar num ou dois aspectos da intervenção, negligenciando a abordagem multidimensional que as intervenções adoptaram. Além disso, a limitada evidência substancial da eficácia das intervenções pode dever-se ao facto de os ensaios controlados aleatórios não serem capazes de conter, por si só, toda a complexidade de um processo de intervenção integrado na comunidade, ou aos menores recursos atribuídos à avaliação de processos e à investigação qualitativa rigorosa e ao menor estatuto atribuído à evidência "soft" no contexto das intervenções de saúde pública (**Córdova Pozo et al., 2015**).

Bersosa J., do Equador (**2014**), demonstrou que a criação de redes de saúde sexual e reprodutiva para adolescentes com financiamento do governo municipal tornou os centros de saúde amigos dos adolescentes e a educação sexual nas escolas alargou os seus horizontes. **Guijarro (2014) e Malo (2014**) destacaram os impactos claros a nível político nas suas apresentações. Também **Goicolea et al (2010) falaram** sobre o papel do Projeto no desenvolvimento de estratégias nacionais para a prevenção da gravidez na adolescência e na melhoria das políticas nos serviços de saúde sexual e reprodutiva para adultos. Verificou-se uma não conformidade entre problemas complexos que exigiam soluções abrangentes, juntamente com concepções de avaliação adaptadas, e o crescente apelo à elaboração de políticas e ao desenvolvimento de programas baseados em dados concretos. Embora houvesse esforços contínuos para desenvolver e testar abordagens eficazes para fornecer aos adolescentes os serviços de educação sexual e saúde sexual e reprodutiva (SSR) mais eficazes, as evidências disponíveis devem ser usadas para responder às necessidades dos adolescentes de hoje e para cumprir seu direito à educação sexual e à saúde. As avaliações de processo foram uma parte crucial deste processo. Eventualmente, houve a necessidade de refletir as necessidades de evidências entre implementadores de programas, pesquisadores de avaliação e formuladores de políticas **(Córdova Pozo et al., 2015)**.

Nos Estados Unidos da América, o Programa Estatal de Seguro de Saúde para Crianças, conhecido por CHIP ou SCHIP (Título XXI da Lei da Segurança Social), foi adotado no âmbito da Lei do Orçamento Equilibrado de 1997. O programa foi uma das medidas mais significativas adoptadas pelo Congresso para diminuir gradualmente o número de americanos sem seguro, após o fracasso da reforma dos cuidados de saúde em grande escala no início da década de 1990. O Congresso atribuiu cerca de 40 mil milhões de dólares em fundos federais ao longo de 10 anos ao CHIP para proporcionar cobertura de seguro de saúde a muitas das crianças não seguradas do país. Embora tenha sido criado no meio de oratória política, centrou-se na necessidade de abranger crianças pequenas. O programa destinava-se a crianças até aos 19 anos de idade pertencentes a famílias com rendimentos inferiores a 200% do nível federal de pobreza, que, segundo as estimativas de 1997, incluía 12% dos adolescentes do país (1,3 milhões de mulheres e 1,4 milhões de homens) **(Gold, 1999).** Em termos práticos, foi dada aos estados a opção de estabelecer limites máximos de idade e de rendimento para os seus esforços individuais no âmbito do CHIP. No entanto, uma análise efectuada em 1998 pelo Alan Guttmacher Institute (AGI) dos planos aprovados pela Health Care Financing Administration (HCFA), que avaliou o programa CHIP, revelou que a maioria dos Estados optou por abranger os adolescentes até aos 19 anos. Além disso, verificaram que 14 estados planeavam cortar a elegibilidade em 150% da pobreza ou menos, enquanto os restantes tinham tectos próximos, em ou - no caso de sete estados - acima de 200% **(Ibid et al., 1999).**

Era necessário um conjunto de serviços educativos e médicos relacionados com a saúde reprodutiva para todos os adolescentes elegíveis para inscrição no CHIP. Todos os adolescentes necessitavam de cuidados preventivos de rotina, incluindo orientações de saúde sobre o desenvolvimento sexual e a tomada de decisões sexuais responsáveis, de acordo com as directrizes de cuidados amplamente aceites para serviços preventivos a adolescentes que tinham sido desenvolvidas pelas principais organizações de saúde **(Gold, 2000).** Consequentemente, estas directrizes impuseram o rastreio do cancro do colo do útero e das doenças sexualmente transmissíveis (DST), bem como o acesso a serviços de planeamento familiar e a produtos para adolescentes com experiência sexual, que se estima que incluam metade de todos os adolescentes dos EUA e mais de 75% das mulheres e 85% dos homens aos 19 anos. As decisões que os estados individuais tomaram na conceção dos seus esforços determinaram o grau em que o CHIP poderia ajudar os adolescentes a satisfazer estas necessidades de saúde reprodutiva.

O estatuto federal deu aos estados três opções para a conceção geral do seu esforço CHIP: expandir a elegibilidade para o seu programa Medicaid; criar ou expandir um programa concebido pelo estado não baseado no Medicaid; ou utilizar uma combinação das duas abordagens. Em geral, os estados que adoptaram a abordagem combinada forneceram cobertura Medicaid aos inscritos mais pobres ou mais jovens e forneceram cobertura concebida pelo estado (e frequentemente menos abrangente) aos inscritos com rendimentos mais elevados ou mais velhos. Utilizando esta abordagem, o Estado forneceu efetivamente dois programas separados para dois grupos diferentes de crianças. Não existiam privilégios entre os programas de expansão do Medicaid e as componentes do Medicaid dos esforços combinados, tal como acontece ao abrigo da lei federal; os inscritos tinham direito aos mesmos benefícios que os outros inscritos no Medicaid. Estes incluíam serviços de planeamento familiar, que eram especificamente exigidos pelo estatuto federal do Medicaid para "indivíduos em idade fértil", incluindo "menores que pudessem ser considerados sexualmente activos" **(U.S. Social Security Act 1905).**

A lei Medicaid também não impunha aos inscritos a obrigação de obterem serviços e material de planeamento familiar, um requisito muitas vezes referido como "liberdade de escolha". Todos os estados optaram por cobrir uma vasta gama de outros serviços de saúde reprodutiva ao abrigo do Medicaid (tais como cuidados ginecológicos de rotina, rastreio de DST e VIH e testes de gravidez), apesar de a lei federal não o obrigar a fazê-lo; estes serviços também devem estar disponíveis nos programas CHIP baseados no Medicaid. Em contrapartida, os estados que optaram por utilizar um programa separado, concebido pelo estado, para a totalidade ou parte do seu esforço no âmbito do CHIP, tinham muitas mais opções para escolher os benefícios oferecidos aos inscritos. No entanto, o estatuto e os regulamentos federais do CHIP exigem um conjunto mínimo de serviços, tais como cuidados médicos e hospitalares, serviços laboratoriais e de raios X, cuidados infantis e vacinas.

Entretanto, os serviços de planeamento familiar antes da gravidez e outros serviços de saúde reprodutiva eram facultativos **(Lei 2110 da Segurança Social dos EUA).** Separadamente, o pagamento federal dos serviços de aborto ao abrigo dos programas CHIP concebidos pelo Estado era indicado em casos de perigo de vida, violação ou incesto, embora os serviços de aborto pudessem ser cobertos pelos Estados noutras circunstâncias com os seus próprios fundos **(Lei da Segurança Social dos EUA 2110 (a)(16)).** Uma restrição semelhante aplicava-se à cobertura do aborto ao abrigo do Medicaid e, por conseguinte, aos esforços do CHIP baseados no Medicaid. Os vários esforços de sensibilização que os estados adoptaram para aumentar as inscrições, estimadas pela HCFA em 3,3 milhões de crianças durante o ano fiscal de 2000, foram fundamentais para o êxito do programa **(Health Care Financing Administration (HCFA), State Children's Health Insurance Program (SCHIP), 2001).** A divulgação era uma componente obrigatória de todos os programas CHIP, em parte devido à necessidade de ultrapassar o estigma da sua ligação ao Medicaid **(U.S. Social Security Act 2102(c) (1)).**

Até 1996, o Medicaid estava ligado à segurança social, o que resultou numa inscrição limitada através de critérios de elegibilidade rigorosos, em vez de se procurar ativamente novos clientes. As opções para facilitar os processos de inscrição foram criadas no final da década de 1980, quando ocorreu a expansão do Medicaid para abranger mulheres grávidas e crianças pequenas em famílias com rendimentos superiores aos limites máximos tradicionais do Medicaid nos estados. Estas opções foram implementadas para ajudar os Estados a inscrever uma população que não tinha qualquer ligação à segurança social, incluindo candidaturas por correio e uma ampla distribuição de informações e formulários de candidatura. Além disso, o out stationing, que foi definido como a atribuição de pessoal autorizado não governamental para determinar a elegibilidade, e os prestadores de cuidados de saúde podem ser certificados para conceder elegibilidade temporária enquanto aguardam o processamento de um pedido formal (conhecido como "elegibilidade presumida"). Os estados exigem que os centros de saúde comunitários e os hospitais que servem uma percentagem desproporcionada de doentes com baixos rendimentos e custos elevados utilizem o Out Stationing no âmbito do Medicaid (**Lei da Segurança Social dos EUA 1902(a) (55) (A)).**

Do mesmo modo, foi exigido o estabelecimento de medidas de desempenho verificáveis de forma independente para melhorar a cobertura de saúde do grupo-alvo de crianças abrangidas pelo programa CHIP **(Lei da Segurança Social dos EUA 2107(a) (4)).** No entanto, tanto as medidas específicas como os objectivos subjacentes foram inteiramente deixados pelo estatuto ao critério dos estados. Por conseguinte, cada estado determinará por si próprio se alguma das suas medidas ou objectivos será utilizada na cobertura dos cuidados de saúde reprodutiva. Desde o seu início, o CHIP ajudou um grande número de adolescentes americanos não segurados a obter os serviços de saúde reprodutiva necessários, o que ficou claro nos planos aprovados pela HCFA para os esforços do CHIP dos Estados, que indicam que este potencial pode tornar-se realidade.

De acordo com a análise dos planos estatais efectuada pela AGI em 1998, 21 estados e o Distrito de Columbia estavam a optar por expandir o seu programa Medicaid e outros 13 estados tinham escolhido uma abordagem combinada. Todos os inscritos nestes esforços do Medicaid beneficiariam de uma vasta gama de serviços de cuidados de saúde reprodutiva. No entanto, os planos estatais apenas responderam parcialmente à questão de saber se, e em que medida, quando estivessem operacionais, os esforços de CHIP concebidos pelo Estado cobririam os serviços de saúde reprodutiva. De acordo com o estudo da AGI de 1998 sobre os planos estatais, 16 dos 29 planos estatais declararam que os serviços e fornecimentos de planeamento familiar seriam abrangidos para os adolescentes, enquanto 12 indicavam a cobertura da categoria geral "cuidados pré-natais e serviços de planeamento familiar pré-gravidez" sem mais explicações. A Pensilvânia foi o único Estado a declarar a sua intenção de excluir a cobertura dessa categoria geral. Além disso, todos os programas concebidos pelo Estado cobriam medicamentos sujeitos a receita médica em geral, e 15 planos estatais incluíam especificamente contraceptivos sujeitos a receita médica.

A Geórgia e o Utah foram os únicos dois Estados que declararam a sua intenção de limitar a cobertura dos contraceptivos: o primeiro para todos os dispositivos contraceptivos e o segundo para o implante contracetivo. Assim, muitos Estados não tinham a certeza de que serviços de saúde reprodutiva seriam cobertos (se é que seriam cobertos) quando o CHIP estivesse a funcionar. Um inquérito a funcionários do CHIP em 12 estados, realizado no outono de 1998 por investigadores da Association of Maternal and Child Health Programs, do Policy Information and Analysis Center for Middle Childhood and Adolescence e do National Adolescent Health Information Center, revelou que a cobertura de pelo menos alguns serviços de saúde reprodutiva era provavelmente a norma, com alguma cobertura de serviços de planeamento familiar e cuidados ginecológicos preventivos.

Além disso, cinco dos estados citaram os serviços de saúde reprodutiva como "uma das questões mais prementes para os adolescentes no âmbito do CHIP" **(Brindis et al., 1999). Gold et al (2001)** confirmaram os resultados destes esforços anteriores. Com poucas excepções, uma gama quase completa de serviços de cuidados de saúde reprodutiva e de medicamentos e dispositivos contraceptivos foi abrangida pelos estados que tinham incluído apenas "cuidados pré-natais e serviços de planeamento familiar pré-gravidez" nos seus planos, juntamente com os estados que tinham incluído respostas definitivas sobre cuidados de saúde reprodutiva nos seus planos. Apenas o estado de Montana foi o único a destoar deste percurso e decidiu não cobrir os contraceptivos, enquanto a Geórgia acabou por decidir cobrir os dispositivos contraceptivos. Além disso, **Gold et al (2001)** descobriram algumas deficiências na gama de serviços cobertos, tanto para os programas CHIP baseados no Medicaid como para os concebidos pelo Estado, sendo que apenas 43 dos 58 programas (21 baseados no Medicaid e 22 concebidos pelo Estado) cobriam a contraceção de emergência, o que foi uma descoberta dececionante. Apesar das recentes campanhas publicitárias, a contraceção de emergência, definida como regimes de doses elevadas de contraceptivos orais que podem evitar a gravidez se forem tomados nas 72 horas seguintes a uma relação sexual desprotegida ou a uma falha contraceptiva conhecida ou suspeita, continua a ser um método relativamente desconhecido. Além disso, alguns decisores políticos (e até mesmo prestadores de serviços) confundiam-no com o medicamento para aborto medicinal, a mifepristona. Para além da extensão da cobertura, **Gold et al (2001)** identificaram três problemas graves que poderiam impedir o acesso dos adolescentes a serviços de saúde reprodutiva cobertos.

Em primeiro lugar, apenas cerca de metade dos programas forneciam informações aos adolescentes (mesmo sobre se os serviços contraceptivos estavam cobertos) e apenas 18 dos 58 ofereciam informações sobre a cobertura e o acesso a cuidados para toda a gama de serviços de saúde reprodutiva. No entanto, esta situação poderia ser significativamente alterada através da aplicação dos regulamentos sobre os cuidados geridos pelo Medicaid, promulgados pela administração Clinton. Estas conclusões são semelhantes às de um estudo da AGI realizado em 1996-1997 sobre serviços contraceptivos no âmbito dos cuidados geridos **(Gold et al., 1998).** Em conclusão, é necessário que os adolescentes estejam plenamente conscientes da extensão da sua cobertura e que lhes seja dada essa informação diretamente, devido à natureza sensível dos contraceptivos, das DST e de serviços semelhantes. Em segundo lugar, uma falha importante identificada por este estudo foi o nível de proteção assegurado à confidencialidade dos adolescentes, uma vez que apenas 17 programas comunicaram o nível máximo de confidencialidade (tanto antes como depois da prestação de cuidados) **(Gold et al., 2001).**

Este facto realçou a importância do nível máximo de confidencialidade para não atrasar ou dissuadir uma adolescente de procurar cuidados críticos e sensíveis e colocá-la em risco de gravidez indesejada, DST e futura infertilidade (**Gold et al., 2001**). Do mesmo modo, um estudo realizado em 1998 em 12 estados concluiu que cinco deles referiram a confidencialidade como uma questão prioritária para os adolescentes ao abrigo do CHIP, mas a maioria dos estados não desenvolveu disposições específicas para resolver esta questão (**Brindis et al., 1999**). Em terceiro lugar, apenas um pequeno número de programas permitia o acesso a prestadores que não pertenciam à rede, mesmo para serviços e produtos contraceptivos (**Gold et al., 2001**).

De facto, seis componentes do Medicaid não permitiam que os beneficiários tivessem acesso a serviços e materiais contraceptivos de um prestador que não pertencesse à rede, apesar de um claro mandato federal que exigia que os beneficiários o pudessem fazer, ao passo que os componentes concebidos pelo Estado ofereciam um menor grau de liberdade de escolha aos seus beneficiários, o que era de esperar, uma vez que não existia um requisito federal comparável (**Gold et al., 2001**). As disposições relativas à liberdade de escolha no programa Medicaid em geral foram importantes para proporcionar acesso, ao longo dos anos, às mulheres que, por uma série de razões, precisavam de obter cuidados noutro local. Devido à importância acrescida da confidencialidade para as adolescentes, esta opção foi particularmente importante para as inscritas em todos os esforços do CHIP (**Gold et al., 1998**).

Houve problemas com os programas do CHIP, nomeadamente a divulgação e a inscrição, especialmente para os adolescentes. **Gold et al (2001)** revelaram que a maioria dos estados não estava a tirar o máximo partido das actividades dirigidas especificamente aos adolescentes e aos locais que os serviam regularmente. Por exemplo, apenas 27 das 46 jurisdições declararam ter qualquer tipo de atividade de sensibilização específica para os adolescentes. E, embora a maior parte dos Estados tenha declarado recorrer a escolas e organizações comunitárias que fornecem material de sensibilização para os adolescentes, menos Estados declararam utilizar estes locais para a distribuição de fichas de inscrição e muito menos ainda para a distribuição de postos de atendimento. **Tendo em** conta o inquérito realizado em 1998 em 12 Estados, verificou-se que, embora sete Estados tenham indicado que as actividades de sensibilização eram dirigidas aos adolescentes, muitos também se dirigiam às crianças mais novas **(Brindis et al. 1999)**. **Gold et al (2001)** demonstraram que nove Estados, por exemplo, estavam a utilizar campanhas baseadas na Internet destinadas a sensibilizar os adolescentes. E mais de metade estava a fornecer pelo menos alguns materiais de divulgação em locais de reunião de adolescentes, como estabelecimentos de fast-food. É de salientar que este estudo foi realizado no início de 1999, pouco antes de os números decepcionantes de inscrições no CHIP terem levado a administração Clinton a revelar um esforço multifacetado para aumentar as inscrições **(Gold et al., 2001)**.

O Departamento da Educação solicitou aos educadores, a nível nacional, que associassem a inscrição no CHIP à inscrição na escola, distribuíssem informações nas actividades escolares e fizessem um rastreio da inscrição no CHIP utilizando os pedidos de almoços escolares a preço reduzido. A reunião de outubro de 2000 da National Association of State Medicaid Directors foi dedicada em grande parte à discussão de formas de chegar aos adolescentes que eram elegíveis mas ainda não estavam inscritos no programa **(Reuters Health, 2000)**. Para tal, eram necessárias actividades de sensibilização específicas, pacotes de prestações adequados e uma maior confidencialidade (Cynthia Mann, directora dos programas de saúde familiar e infantil da HCFA). À medida que este esforço progredia, poderia ser necessária mais investigação para acompanhar os esforços dos estados para melhorar as suas tácticas de divulgação e inscrição, bem como para combinar os progressos (na política e na prática) para garantir que os adolescentes recebessem a informação, a confidencialidade e a liberdade de escolha necessárias para o seu pleno acesso aos serviços de saúde reprodutiva **(Gold et al., 2001)**.

A educação entre pares é definida como a educação realizada por jovens para jovens, e uma abordagem centrada no indivíduo jovem é uma prática bem conhecida para melhorar a saúde sexual, uma vez que cria uma atmosfera de ensino divertida e confortável, que permite uma interação ativa entre os estudantes para procurar conhecimentos sobre saúde sexual (**Chambers et al., 2002**). Além disso, a educação entre pares introduziu demonstrações visuais, jogos de atividade/comportamento e quebra-gelos.

Tanto quanto se sabe, este tipo de educação só tinha sido experimentado uma vez, na cidade de Aasiaat, na costa ocidental da Gronelândia. O projeto foi inicialmente designado por "Sex Pilots". No entanto, não se sabia se tinha sido avaliado estruturalmente ou implementado noutras cidades da Gronelândia. O projeto SexInuk foi iniciado com o objetivo de criar uma plataforma de base para um programa educativo sobre saúde sexual destinado aos alunos do sistema de ensino público da Gronelândia (7.º e 10.º anos). **Hom0e et al (2015)** avaliaram a viabilidade e a implementação de um programa voluntário de educação entre pares sobre saúde sexual na Gronelândia. Os métodos educativos utilizados no projeto SexInuk foram inspirados num modelo dinamarquês (**Danish organization for improving sexual education, 2015**). No entanto, há que ter cuidado ao aplicar os mesmos métodos devido às diferenças culturais entre a Gronelândia e a Dinamarca, sendo necessária uma avaliação contínua do projeto para o adaptar aos contextos da Gronelândia. Os estudantes gronelandeses foram expostos a um maior conhecimento subjetivo durante os workshops, especialmente sobre as IST e, em certa medida, sobre a anatomia masculina e os contraceptivos. As respostas dos participantes permitiram saber se o programa foi corretamente construído e se pode ou não ser adaptado às escolas públicas.

Hom0e et al (2015) acreditavam que uma educação para a saúde sexual culturalmente relevante nas escolas públicas da Gronelândia poderia incluir os mesmos elementos que o modelo dinamarquês, com a apresentação da anatomia, das IST e da contraceção; fornecida com actividades simples/jogos de comportamento e quebra-gelos, com a importância de respeitar as diferenças culturais, como a necessidade de espaço pessoal e a timidez dos estudantes da Gronelândia. Além disso, era necessário respeitar a barreira linguística, bem como as preocupações relativas ao recrutamento de futuros educadores de pares. A recomendação geral foi a de organizar o programa educativo de acordo com o nível educativo do aluno/aluna e utilizar uma combinação de termos formais e/ou humorísticos (**Hom0e et al., 2015**). É de salientar que os valores culturais e as crenças sobre a sexualidade mudaram obviamente na Gronelândia no último século. A sexualidade e as relações sexuais eram informais e importantes para a reprodução e, por conseguinte, para a sobrevivência da comunidade. Nas últimas décadas, a ocidentalização na Gronelândia resultou num dilema entre a vida amorosa privada e a libertação sexual (**BarɪΓske, 1990 & Riel, 2004**).

Por fim, **Svanemyr et al (2015)** demonstraram a necessidade de aplicar um quadro ecológico para organizar os elementos-chave dos ambientes propícios à ASRH. A nível individual, a necessidade de capacitar as raparigas, construir os seus activos individuais e criar espaços seguros. A nível das relações, os esforços para desenvolver o apoio e a comunicação dos pais, bem como as redes de apoio dos pares. A nível comunitário, estão a ser testadas estratégias para envolver homens e rapazes e a comunidade em geral na transformação das normas de género e de outras normas sociais, que podem ser promissoras. Por último, ao nível mais amplo da sociedade, os esforços para promover leis e políticas que protejam e promovam os direitos humanos e sensibilizem a sociedade para as questões de ASRH, nomeadamente através de abordagens dos meios de comunicação social.

Referências

• Scholl E, Schueller J, Gashaw M, Wagaw A, Woldemichael L. Avaliação dos programas de saúde reprodutiva dos jovens na Etiópia. 2004.

• Griffin S: Revisão da literatura sobre Direitos de Saúde Sexual e Reprodutiva: Universal Access to Services, focusing on East and Southern Africa and South Asia. Panos, Londres: Departamento para o Desenvolvimento Internacional; 2006.

• Asghar K: Socio-Economic and Cultural Determinants of Attitude Towards Reproductive Health Rights in Punjab. Paquistão: Universidade de Agricultura; 2010.

• Moise F: Sexual and reproductive rights of young people: Haiti experience - findings of a project implemented by the Foundation for Reproductive Health and Family Education. Sexual Health Exchange 1999, 4(5).

• Population Action International: A chave para atingir os Objectivos de Desenvolvimento do Milénio: Universal Access to Family Planning and Reproductive Health (Acesso Universal ao Planeamento Familiar e à Saúde Reprodutiva). Washington: Population Action International; 2010.

• Singh S, Bankole A, Woog V: Evaluating the need for sex education in developing countries: sexual behaviour, knowledge of preventing sexually transmitted infections/HIV and unplanned pregnancy. Sex Educ 2005, 5(4):307-331.

• Coligação Internacional para a Saúde das Mulheres: Saúde e Direitos Sexuais e Reprodutivos dos Jovens Adolescentes: Sub-saharan Africa. Nova Iorque: International Women's Health Coalition; 2007.

• Raphael D. Determinants of health of North-American adolescents: evolving definitions, recent findings, and proposed research agendas. *J Adolesc Health* 1996; 19:6-16.

• Wellings K. Sexual behaviour in context: a global perspective (Comportamento sexual em contexto: uma perspetiva global). *Lancet* 2006; 368:1706-28.

• Cavallo F, Giacchi M, Vieno A, *et al.* Studio HBSC-Italia (Health Behaviour in

School-aged Children): rapport sui dati 2010. Roma: Istituto Superiore di Sanità; 2013. (Rapporti ISTISAN, 13/5).

• Organização Mundial de Saúde. Definindo a saúde sexual: relatório de uma consulta técnica sobre saúde sexual. 28-31 de janeiro de 2002. Genebra: OMS; 2006.

• Organização Mundial de Saúde. Indicadores de saúde reprodutiva. Directrizes para a sua produção, interpretação e análise para a monitorização global. Genebra: OMS; 2006.

• Centro para os Direitos, Educação e Consciencialização: Explorando a sexualidade - Série Perspetiva dos jovens: A journey towards embracing sexual rights. Em Setting Standards in Upholding Women's Rights. Nairobi: Centro para os Direitos, Educação e Consciencialização; 2006.

• Saleh WF, et al, Reproductive health and HIV awareness among newly married Egyptian couples without formal education, Int J Gynecol Obstet (2014), http://dx.doi.org/10.1016/j.ijgo.2014.02.027

• El Gelany S, Moussa O. Sensibilização para a saúde reprodutiva entre mulheres jovens com formação no Egipto. Int J Gynecol Obstet 2013; 120(1):23-6.

• Marjorie R, Fran DS, Denise L, Mauzy M, Sarah K: Barriers to reporting sexual assault for women and men: perspectives of college students. J Am Coll Health 2006, 55(3):157-162.

• Braeken D, Shand T, Silva U: Framework for Comprehensive Sexuality Education (CSE). Londres: International Planned Parenthood Federation; 2010.

• Ministério da Saúde: Grupos Vulneráveis. Addis Abeba: Centro de Recursos de SIDA do Ministério da Saúde da República Democrática Federal da Etiópia; 2003.

• Ministério da Saúde: Estratégia Nacional de Saúde Reprodutiva. Addis Abeba: República Federal Democrática da Etiópia Ministério da Saúde; 2006.

• Adinew YM, Worku AG, Mengesha ZB: Conhecimento dos direitos reprodutivos e sexuais entre os estudantes universitários na Etiópia: transversal com base na instituição. BMC International Health and Human Rights 2013, 13:12.

• Rickert V, Sanghvi R, Wiemann C: A falta de assertividade sexual entre mulheres adolescentes e jovens adultas é um motivo de preocupação? Perspect Sex Reprod Health 2002, 34(4):178.

• Berhane F, Berhane Y, Fantahun M: Adolescents' health service utilization pattern and preferences: consultation for reproductive health problems and mental stress are less likely. Ethiop J Health Dev 2005, 19(1):29-37.

• Amnistia Internacional: Women, Violence and Health (Mulheres, Violência e Saúde). Londres: Amnistia Internacional; 2005.

• Magwaza T: The Attitudes and Perceptions of the University of Zulu Land Students Towards Rape Victims (As atitudes e percepções dos estudantes da Universidade de Zulu Land em relação às vítimas de violação). África do Sul: Tese de doutoramento da Universidade de Zulu Land; 2007.

• Singh S, Singh V: Perceived Sexual Rights and Sexual Violence Among Adolescent Females in India - A Longitudinal Cross Cultural Analysis. Mumbai, Índia: IIPS; 2007.

• Ogunlayi MA: An assessment of the awareness of sexual and reproductive rights among adolescents in South Western Nigeria (Uma avaliação da consciencialização dos direitos sexuais e reprodutivos entre adolescentes no sudoeste da Nigéria). Afr J Reprod Health 2005, 9(1):99-112.

• Educação para a saúde sexual na Gronelândia. Planos de ensino para o curso "Desenvolvimento Pessoal" nas escolas públicas da Gronelândia. Inerisaavik (Universidade da Gronelândia) [em dinamarquês]. 2004 [citado 2015 ago 20]. Disponível em

de:http://www.inerisaavik.gl/fileadmin/user_upload/Inerisaavik/Laerep laner_dk/Aeldste_dk/PU_aeldste_dk.pdf

• Chan, C. H. Y., Chan, T. H. Y., Peterson, B. D., Lampic, C., & Tam, M. Y. J. (2015). Intenções e atitudes em relação à paternidade e consciência da fertilidade entre estudantes universitários chineses em Hong Kong: uma comparação com amostras ocidentais. Human Reproduction, 30(2), 364372. DOI: 10.1093/humrep/deu324

• Ho, P., & Tsang, A. (2002). As coisas que as raparigas não devem ver: Relocalização do pénis na educação sexual em Hong Kong. Sex Education: Sexuality, Society and Learning, 2(1), 61-73.

• Ng, M. L. (1998). School and public sexuality education in Hong Kong. Journal of Asian Sexology, 1, 32-35.

• Directrizes canadianas para a educação em saúde sexual. 2008 [citado 2015 Ago 14]. Disponível em: http://www.phac-aspc.gc.ca/ publicat/cgshe- ldnemss/theory-eng.php

• George A. Newly married adolescent women: Experiências de estudos de caso na Índia urbana. In: Bott S, editor. Towards Adulthood: Exploring the Sexual and Reproductive Health of Adolescents in South Asia. Genebra: OMS; 2003. pp. 67-72.

• OMS e UNFPA, Married adolescent: No place for safety, Genebra: OMS; 2006. pp. 67-72.

• Alaudin M, Maclaren L. Reaching newly weddings and married adolescent. In Focus: Focus on young adults 1999. p. 1-8.

• Singh S, Chaturvedi S, Kumar A, Kannan AT. Reproductive Health of Newly Married Women Residing in a Resettlement Colony of Delhi: A Longitudinal Study [Saúde Reprodutiva de Mulheres Recém-Casadas Residentes numa Colónia de Reinstalação de Deli: Um Estudo Longitudinal]. Jornal Indiano de Saúde Pública, Volume 54, Número 1, janeiro-março, 2010

• Prasad JH, Abraham S, Kurz KM, George V, Lalitha MK, John R, *et al*. Infecções do trato reprodutivo entre mulheres jovens em Tamil nadu, Índia. Int Fam Plan Perspect 2005;31:73-82.

• Resumo das principais conclusões do NFHS-3 2005-2006, Índia. Disponível em: http://www.nfhsindia.org/pdf/DL,pdf. [último acesso em 14 de abril de 2007].

• Conselho Indiano de Investigação Médica (ICMR). Micronutrient deficiency disorders in 16 districts of India (Desordens por deficiência de micronutrientes em 16 distritos da Índia). Nova Deli, Índia: Gowarsons Publishers Private Limited; 2001. p. 8-11.

• Saibaba A, Mohan Ram M, Ramana Rao GV, Devi V, Syamala TS. Nutritional status of adolescent girls of urban slums and impact of IEC on their nutritional knowledge and practices (Estado nutricional das raparigas adolescentes dos bairros de lata urbanos e impacto da IEC nos seus conhecimentos e práticas nutricionais). Am J Epidemiol 2002; 27:1516.

• Kurz KM. Adolescent nutritional status in developing countries (Estado nutricional dos adolescentes nos países em desenvolvimento). Proc Nutr Soc 1996; 55:321-31.

• Kannani S, Consul P. Nutrition, health profile and intervention strategies for the under privileged adolescent girls in India (Nutrição, perfil de saúde e estratégias de intervenção para as raparigas adolescentes desfavorecidas na Índia). Indian J Matern Child Health 1990; 1:129-33.

• Balachander G, Raghaver SS, Rajaram P. Gynecological problems in adolescent. J Obstet Gynecol India 1993; 43:599-604.

• Nandan D, Misra SK, Sharma A, Jain M. Estimation of prevalence of RTIs/STDs among women of reproductive age group in district Agra. Indian J Community Med 2005;27:111-3.

• Khokhar A, Mehra M. Contraceptive use in women from a resettlement area in Delhi (Utilização de contraceptivos em mulheres de uma zona de reinstalação em Deli). Ind J Com Med 2005; 30.

• El-Zanaty F, Way A. Egypt Demographic and Health Survey 2005. http://dhsprogram. com/pubs/pdf/FR176/FR176.pdf. Publicado em 2006. Acedido em 13 de abril de 2014.

• Divisão de População das Nações Unidas. (2013a). *Dados sobre a fertilidade mundial 2012*. Obtido de

http://www.un.org/esa/population/publications/WFD2012/MainFrame.html

• Divisão de População das Nações Unidas. (2013b). *Perspectivas da população mundial: A revisão de 2012*. Obtido de

http://esa.un.org/unpd/wpp/unpp/panel_indicators.htm

• Estatísticas da Dinamarca: Average age og first time mothers (1986-2015) [Internet]. Disponível em: http://statistikbanken.dk/fod11. Acedido em 2 de maio de 2016.

• Schmidt L, Sobotka T, Bentzen JG, Nyboe Andersen A, Grupo de Trabalho ESHRE Reproduction and Society. Demographic and medical consequences of the postponement of parenthood (Consequências demográficas e médicas do adiamento da paternidade). Hum Reprod Update. 2012; 18(1):29-43.

• Eurostat [Internet]. Disponível em: http://ec.europa.eu/eurostat/web/ products-datasets/-/demo_fordager. Acedido em 2 de maio de 2016.

• Blandon L, Carballo Palma L, Wulf D, Remez L, Prada E, Drescher J:

Cedo

A maternidade na Nicarágua: um desafio contínuo. Issues in brief (Alan Guttmacher Institute) 2006, 3:1-24.

• Martin. Relatórios nacionais de estatísticas vitais. Births: Dados finais de 2013 [Internet]. Disponível em http://www.cdc.gov/nchs/data/nvsr/nvsr64/nvsr64_01.pdf. Acedido em 9 de maio de 2016.

• Comissão Económica das Nações Unidas para a Europa. Base de dados estatísticos: Idade média das mulheres ao nascimento do primeiro filho [12-05-2014].

• Balasch J, Gratacós E. Delayed childbearing: effects on fertility and the outcome of pregnancy. Curr Opin Obstet Gynecol. 2012; 24(3):187-93.

• Sartorius GA, Nieschlag E. Paternal age and reproduction (Idade paterna e reprodução). Hum Reprod Update. 2010;16(1):65-79.

• Morgan SP, Rackin H. The correspondence between fertility intentions and behavior in the United States. Popul Dev Rev. 2010;36(1):91-118.

• Organização para a Cooperação e Desenvolvimento Económico, OECD iLibrary, editor. Doing better for families. Paris: OCDE; 2011. p. 275.

• Mascarenhas MN, Flaxman SR, Boerma T, Vanderpoel S, Stevens GA. Tendências nacionais, regionais e globais na prevalência da infertilidade desde 1990: uma análise sistemática de 277 inquéritos de saúde. *Publ Library Science* 2012; 9(12).

• Ali MM, Cleland J: Sexual and reproductive behaviour among single women aged 15-24 in eight Latin American countries: a comparative analysis. Soc Sci Med 2005, 60(6): 1175-1185.

• Delbaere I, Verstraelen H, Goetgeluk S, Martens G, De Backer G, Temmerman M. Pregnancy outcome in primiparae of advanced maternal age. Eur J Obstet Gynecol Reprod Biol. 2007;135(1):41-6.

• Silver RM. Morte fetal. Obstet Gynecol. 2007;109(1):153-67.

• Kenny LC, Lavender T, McNamee R, O'Neill SM, Mills T, Khashan AS. Advanced Maternal Age and Adverse Pregnancy Outcome (Idade Materna Avançada e Resultados Adversos da Gravidez): Evidence from a Large Contemporary Cohort. Shi Q, editor. PLoS ONE. 2013. 20;8(2):e56583.

• Andersson G, R0nsen M, Knudsen LB, Lappegârd T, Neyer G, Skrede K, et al. Cohort fertility patterns in the nordic countries. Demogr Res. 2009; 20:313-52.

• Knudsen LB. Fertilitetsudviklingen [Fertilidade, em dinamarquês]. In: Fertilitet og sundhed [Fertilidade e saúde, em dinamarquês]. Copenhaga; 2012. p. 15-38.

• Danmarks Statistik. Befolkningens udvikling 2014 = Estatísticas vitais 2014. Kbh; 2016.

• Estatísticas da Dinamarca. Kvinder & Mænd [Mulheres e homens, em dinamarquês]. Copenhaga: Statistics Denmark; 2011.

• Estatísticas da Dinamarca. Social transfer and childbirth [Dagpenge ved f0dsel, em dinamarquês]. Notícias do Instituto Nacional de Estatística da Dinamarca, n.º 148. 2015.

• Mills M, Rindfuss RR, McDonald P, te Velde E, em nome da Task Force ESHRE Reproduction and Society. Why do people postpone parenthood? Razões e incentivos da política social. Hum Reprod Update. 2011;17(6):848-60.

• Lampic C. Fertility awareness, intentions concerning childbearing, and attitudes towards parenthood among female and male academics. Hum Reprod. 2005; 21(2):558-64.

• Bunting L, Tsibulsky I, Boivin J. Fertility knowledge and beliefs about fertility treatment: findings from the International Fertility Decisionmaking Study. Hum Reprod. 2013; 28(2):385-97.

• Sundhedsstyrelsen, Milj0- og F0devarestyrelsen. MaybeBaby - oplysningskampagne om fertilitet [Internet]. Disponível em: http://maybebaby.dk/. Acedido em 14 de junho de 2016.

• Hansen, J. P. (1986). Older maternal age and pregnancy outcome: a review of the literature. *Obstetrical & Gynecological Survey, 41*(11), 726.

• Bretherick, K. L., Fairbrother, N., Avila, L., Harbord, S. H., & Robinson, W. P. (2010). Fertility and aging: do reproductive-aged Canadian women know what they need to know? *Fertility and Sterility, 93*(7), 2162-2168.

• Hashiloni-Dolev, Y., Kaplan, A., & Shkedi-Rafid, S. (2011). The fertility myth: Israeli students' knowledge regarding age-related fertility decline and late pregnancies in an era of assisted reproduction technology (O mito da fertilidade: conhecimento dos estudantes israelitas sobre o declínio da fertilidade relacionado com a idade e gravidezes tardias numa era de tecnologia de reprodução assistida).

Human Reproduction, 26(11), 3045-3053.

• Lampic, C., Svanberg, A. S., Karlstrom, P., & Tydén, T. (2006). Fertility awareness, intentions concerning childbearing, and attitudes towards parenthood among female and male academics. *Human Reproduction, 21*(2), 558-564.

• Peterson, B. D., Pirritano, M., Tucker, L., & Lampic, C. (2012). Fertility awareness and parenting attitudes among American male and female undergraduate university students. *Human Reproduction, 27*(5), 13751382.

• Rovei, V., Gennarelli, G., Lantieri, T., Casano, S., Revelli, A., & Massobrio, M. (2010). Planeamento familiar, consciência da fertilidade e conhecimentos sobre a legislação sobre reprodução assistida entre estudantes académicos italianos. *Reproductive Biomedicine Online, 20*(7), 873-879.

• Svanberg, A. S., Lampic, C., Karlstrom, P.-O., & Tydén, T. (2006). Attitudes toward parenthood and awareness of fertility among postgraduate students in Sweden (Atitudes em relação à paternidade e consciência da fertilidade entre estudantes de pós-graduação na Suécia). *Gender Medicine, 3*(3), 187-195.

• Tough, S., Benzies, K., Fraser-Lee, N., & Newburn-Cook, C. (2007). Factors influencing childbearing decisions and knowledge of perinatal risks among Canadian men and women. *Maternal and Child Health Journal, 11*(2), 189198.

• Tydén, T., Svanberg, A. S., Karlstrom, P.-O., Lihoff, L., & Lampic, C. (2006). Atitudes das estudantes universitárias em relação à futura maternidade e a sua compreensão da fertilidade. *European Journal of Contraception and Reproductive Healthcare, 11*(3), 181-189.

• Virtala, A., Kunttu, K., Huttunen, T., & Virjo, I. (2006). A maternidade e o desejo de ter filhos entre estudantes universitários na Finlândia. *Ata Obstetricia et Gynecologica Scandinavica, 85*(3), 312-316.

• Virtala, A., Vilska, S., Huttunen, T., & Kunttu, K. (2011). A maternidade, o desejo de ter filhos e a consciência do impacto da idade na fertilidade feminina entre estudantes universitários finlandeses. *The European Journal of Contraception and Reproductive Health Care, 16*(2), 108-115.

• Sabarre, K.-A., Khan, Z., Whitten, A. N., Remes, O., & Phillips, K. P. (2013).

Um estudo qualitativo da consciência, conhecimento e percepções dos estudantes universitários de Ottawa sobre infertilidade, factores de risco de infertilidade e tecnologias de reprodução assistida (ART). Saúde Reprodutiva, *10*(1), 41.

•	S0rensen NO, Marcussen S, Backhausen MG, Mette Juhl M, Schmidt L, Tydén T e Hegaard HK (2016). Consciência da fertilidade e atitudes em relação à paternidade entre estudantes universitários dinamarqueses. Saúde Reprodutiva, 13:146.

•	Skoog Svanberg A, Lampic C, Karlstrom P-O, Tydén T. Attitudes toward parenthood and awareness of fertility among postgraduate students in Sweden. Gend Med. 2006; 3(3):187-95.

•	Kang H. A prevenção e o tratamento dos dados em falta. Korean J Anesthesiol. 2013; 64(5):402.

•	Mogilevkina I, Stern J, Melnik D, Getsko E, Tydén T. Ukrainian medical students' attitudes to parenthood and knowledge of fertility. Eur J Contracept Reprod Health Care. 2016; 22:1-6.

•	Stern J, Larsson M, Kristiansson P, Tyden T. Introducing reproductive life plan-based information in contraceptive counselling: an RCT. Hum Reprod. 2013;28(9):2450-61.

•	Daniluk JC, Koert E. Fertility awareness online: the efficacy of a fertility education website in increasing knowledge and changing fertility beliefs. Hum Reprod. 2015;30(2):353-63.

•	Vassard D, Lallemant C, Nyboe Andersen A, Macklon N, Schmidt L. Um inquérito de base populacional sobre intenções familiares e consciência da fertilidade em mulheres e homens no Reino Unido e na Dinamarca. Ups J Med Sci. 2016;27:1-8.

•	Chandra, A., & Stephen, E. H. (1998). Impaired fecundity in the United States: 1982-1995. *Family Planning Perspectives, 30*(1), 34-42.

•	Hammarberg, K., Setter, T., Norman, R. J., Holden, C. A., Michelmore, J., & Johnson, L. (2013). Conhecimento sobre fatores que influenciam a fertilidade entre australianos em idade reprodutiva: uma pesquisa de base populacional. *Fertility and Sterility, 99*(2), 502-507.

• Programa Europeu de Monitorização da FIV (EIM), para a Sociedade Europeia de Reprodução Humana e Embriologia (ESHRE). Assisted reproductive technology in Europe, 2001. Resultados gerados a partir de registos europeus pela ESHRE. Hum Reprod. 2005;20(5):1158-76.

• Chan CHY, Chan THY, Peterson BD, Lampic C, Tam MYJ. Intenções e atitudes em relação à paternidade e à consciência da fertilidade entre estudantes universitários chineses em Hong Kong: uma comparação com amostras ocidentais. Hum Reprod. 2015; 30(2):364-72.

• Dunson DB. Changes with age in the level and duration of fertility in the menstrual cycle (Mudanças com a idade no nível e duração da fertilidade no ciclo menstrual). Hum Reprod. 2002; 17(5):1399-403.

• Daniluk, J. C., Koert, E., & Cheung, A. (2012). O conhecimento das mulheres sem filhos sobre fertilidade e reprodução humana assistida: identificando as lacunas. *Fertility and Sterility, 97*(2), 420-426.

• Gossett, D. R., Nayak, S., Bhatt, S., & Bailey, S. C. (2013). What Do Healthy Women Know about the Consequences of Delayed Childbearing? *Journal of Health Communication, 18*(sup1), 118-128.

• MacDougall, K., Beyene, Y., & Nachtigall, R. (2013). Choque de idade: percepções erróneas do impacto da idade na fertilidade antes e depois da FIV em mulheres que conceberam após os 40 anos. *Human Reproduction, 28*(2), 350356.

• Maheshwari, A., Porter, M., Shetty, A., & Bhattacharya, S. (2008). Women's conhecimento e perceção do atraso na maternidade. *Fertility and Sterility, 90*(4), 1036-1042.

• Departamento de Censos e Estatísticas do Governo de Hong Kong. (2012). *Tendências demográficas em Hong Kong, 1981-2011*. Hong Kong: Governo de Hong Kong.

- Conselho de Hong Kong sobre Tecnologia de Reprodução Humana. (2013). *Relatórios e estatísticas, 2011*.

- Wong, P. (2012). *Starting families Asia study*. Singapura: Iniciativa Ásia-Pacífico sobre Reprodução.

- Leung, B., & Chan, S. H. (2003). *Changing church and state relations in Hong Kong, 1950-2000 (Vol. 1)*. Imprensa da Universidade de Hong Kong.

- Lee, G., Chan, C., Choi Hui, E., & Chan, C. (2009). Sistemas de crenças tradicionais chineses, meios de subsistência e fertilidade. Em E. Blyth & R. Landau (Eds.), *Faith and fertility: Attitudes towards reproductive practices in different religions from ancient to modern times* (pp. 137-157). Londres: Jessica Kingsley Publishers.

- Fok, S. C. (2005). Um estudo sobre a implementação da educação sexual nas escolas secundárias de Hong Kong. Sex *Education, 5*(3), 281-294.

- Singh S, Sedgh G, Hussain R. Unintended pregnancy: worldwide levels, trends, and outcomes (Gravidez indesejada: níveis mundiais, tendências e resultados). *Estudos de Planeamento Familiar* 2010;41(4):241-50.

- Decat P, Nelson E, De Meyer S, Lina Jaruseviciene L........Degomme O:
Intervenções de saúde reprodutiva integradas na comunidade para adolescentes na América Latina: desenvolvimento e avaliação de uma intervenção multicêntrica complexa. BMC Saúde Pública 2013 13:31.

- Organização Mundial de Saúde. *Cuidados pré-concepcionais. Maximizar os ganhos para a saúde materna e infantil.* Geneva: OMS; 2013.

- Singh S: Adolescent childbearing in developing countries: a global review. Stud Fam Plann 1998, 29(2):117-136.

- Agricola E, Gesualdo F, Pandolfi E, *et al.* Does googling for preconception care result in information consistent with international guidelines: a comparison of information found by Italian women of childbearing age and health professionals.

BMC Med Inform Decis Mak 2013; 25;13-4.

•   Organização Mundial de Saúde. Reunião para desenvolver um consenso global sobre cuidados pré-concepcionais para reduzir a mortalidade e morbilidade materna e infantil. Geneva: OMS; 2013.

•   Centros de Controlo e Prevenção de Doenças. Preconception Health and Health Care   [Internet].   Disponível   em: http://www.cdc.gov/preconception/ reproductiveplan.html. Acedido em 13 de junho de 2016.

•   Johnson K, Posner S, Biermann J, Cordero J, Atrash H, Parker C, et al. Recommendations to Improve Preconception Health and Health Care - United States. A report of the CDC/ATSDR Preconception Care Work Group and the Select Panel on Preconception Care. CDC; 2006. p. 1-23. Relatório n.º: 55.

•   Leridon H. Pode a tecnologia de reprodução assistida compensar o declínio natural da fertilidade com a idade? Um modelo de avaliação. Hum Reprod. 2004; 19(7):1548-53.

•   Schmidt L. Social and psychological consequences of infertility and assisted reproduction-what are the research priorities? Hum Fertil. 2009; 12(1):14-20.

•   Somba MJ, Mbonile M, Obure J, Mahande MJ. Comportamento sexual, conhecimento e utilização de contraceptivos entre estudantes universitárias das Universidades de Muhimbili e Dar es Salaam, Tanzânia: um estudo transversal. *BMC Womens Health* 2014;7;14:94. doi: 10.1186/1472- 6874-1494

• Gil-Garcia E, Martini JG, Porcel-Gàlvez AM. Consumo de álcool e práticas sexuais de risco: o padrão de estudantes de enfermagem da Universidade Espanhola. *Rev Lat Am Enfermagem* 2013;21(4):941-7.

• Mishra SK, Mukhopadhyay S. Socioeconomic correlates of reproductive morbidity among adolescent girls in Sikkim. *India Asia Pac J Public Health* 2012;24(1):136-50.

• Gungor I, Rathfisch G, Kizilkaya B N, Yarar M, Karamanoglu F. Comportamentos de risco e crenças sobre fertilidade em estudantes universitários. *J*

Clin Nursing 2013; 22: 3418-27.

• Sneed CD. Sexual risk behavior among early initiators of sexual intercourse. *AIDS Care* 2009; 21:1395-400.

• Organização Mundial de Saúde. *Global prevalence and incidence of selected curable sexually transmitted infections. Panorama e estimativas.* Genebra: OMS; 2001.

• Organização Mundial de Saúde. Global incidence and prevalence of selected curable sexually transmitted infections-2008 (Incidência global e prevalência de infecções sexualmente transmissíveis curáveis seleccionadas-2008). Genebra: OMS; 2012.

• Poscia A, Ignazio La Milia D, Lohmeyer F et al. Comportamentos sexuais e saúde pré-concecional em estudantes universitários italianos. Ann Ist Super Sanità 2015 Vol. 51, No. 2: 116-120 DOI: 10.4415/ANN_15_02_08

• Skinner SR, Robinson M, Smith MA, *et al.* Problemas de comportamento na infância e idade na primeira relação sexual: um estudo prospetivo de coorte de nascimentos. *Pediatrics* 2015; 135(2):255-63.

• DiSaia Ph, Creasman W. Clinical Gynecologic Oncology (Oncologia Ginecológica Clínica). Mosby, EUA: 2007.

• Franco EL, Cuzick J. Cervical cancer screening following prophylactic human papillomavirus vaccination (Rastreio do cancro do colo do útero após vacinação profilática contra o papilomavírus humano). Vaccine 2008; 26(suppl 1):A16-23.

• Finer LB, Philbin JM. Iniciação sexual, uso de contraceptivos e gravidez entre jovens adolescentes. *Pediatrics* 2013; 131(5):886-91.

• Vaidakis D, Moustaki I, Zervas I, Barbouni A, Merakou K, Chrysi MS, Creatsa G, Panoskaltsis T. Conhecimento dos adolescentes gregos sobre o vírus do papiloma humano (HPV) e vacinação Um estudo epidemiológico nacional. Medicina (2017) 96:1

- Maternal, newbord, child and adolescent health, Organização Mundial de Saúde. [http://www.who.int/maternal_child_adolescent/topics/ adolescence/en/].

- Daniels K, Jones J, Abma J. *Use of emergency contraception among women aged 15-44: United States, 2006-2010. Resumo de dados do NCHS, n.º 112.* Hyattsville, MD: Centro Nacional de Estatísticas da Saúde; 2013. Disponível em: www.cdc. gov/nchs/data/databriefs/db112.htm.

- Ramiro L, Windlin B, Reis M, *et al.* Tendências de género no sexo precoce e muito precoce e no uso de preservativos em 20 países europeus de 2002 a 2010. *Eur J Public Health* 2015; 25(Suppl. 2):65-8.

- Rademakers J. *Investigação sobre educação sexual nos Países Baixos. Trabalho apresentado na European Study Tour.* Leiden, Países Baixos: NISSO; 1998.

- Filia A, Bella A, Rota MC, et al. Análise dos dados nacionais de vigilância do sarampo em Itália de outubro de 2010 a dezembro de 2011 e prioridades para atingir o objetivo de eliminação do sarampo em 2015. Euro Surveill 2013; 18(20).

- Teva I, Bermudez MP, Ramiro MT, Buela-Casal G: Atualidade epidemiológica situação do VIH/SIDA na América Latina: Análise das diferenças entre os países. Rev Med Chil 2012, 140(1):50-58.

- Blanc AK, Way AA. Sexual behavior and contraceptive knowledge and use among adolescents in developing countries. Stud Fam Plann 1998;29:106-16.

- Vivancos R, Abubakar I, Phillips-Howard P, et al. A educação sexual na escola está associada à redução de comportamentos sexuais de risco e de infecções sexualmente transmissíveis em jovens adultos. Saúde Pública 2013; 127:53-7.

- Susan Brock M, Rita Columbia MMPA: A Framework For Integrating Reproductive Health and Family Planning into Youth Development Programs (Um Quadro para Integrar a Saúde Reprodutiva e o Planeamento Familiar nos Programas de Desenvolvimento da Juventude).

- Piot P, Bartos M, Larson H, Zewdie D, Mane P: Coming to terms with complexity: a call to action for HIV prevention. Lancet 2008, 372(9641):845-859.

• Jepson RG, Harris FM, Platt S, Tannahill C: A eficácia das intervenções para alterar seis comportamentos de saúde: uma revisão das revisões. BMC Public Health 2010, 10:538.

• Laga M, Rugg D, Peersman G, Ainsworth M: Avaliação da eficácia da prevenção do VIH: o perfeito como inimigo do bom. AIDS 2012, 26(7):779-783.

• Michielsen K, Beauclair R, Delva W, Roelens K, Van Rossem R, Temmerman M: Eficácia de uma intervenção de prevenção do VIH liderada por pares em escolas secundárias no Ruanda: resultados de um ensaio controlado não aleatório. BMC Saúde Pública 2012, 12:729.

• Craig P, Dieppe P, Macintyre S, Michie S, Nazareth I, Petticrew M: Developing and evaluating complex interventions: the new Medical Research Council guidance. BMJ 2008, 337:a1655.

• Michielsen K: HIV prevention for young people in sub-Saharan Africa: effectiveness of interventions and areas for improvement. Ghent: Evidence from Rwanda; 2012.

• Córdova Pozo et al: Melhorando a saúde sexual e reprodutiva dos adolescentes na América Latina: reflexões de um Congresso Internacional.
Saúde Reprodutiva 2015 12:11.

• Nelson E, Howitt D. When target groups talk back: at the intersection of visual ethnography and adolescent sexual health (Quando os grupos-alvo respondem: na intersecção da etnografia visual e da saúde sexual dos adolescentes). Reprod Health Matters. 2013; 21(41):45-8.

• Bersosa J. Red de Salud Sexual y Reproductiva como modelo de gestión, Apresentado no Congresso Internacional de Promoção da Saúde Sexual e Reprodutiva: 11-12-13 de fevereiro. Cuenca, Equador. 2014.

• Guijarro S. Atención diferenciada para adolescentes: Una experiencia a nivel nacional, Apresentado no Congresso Internacional de Promoção da Saúde Sexual e Reprodutiva: 11-12-13 de fevereiro. Cuenca, Equador. 2014.

• Malo M. El Ministerio de salud y los derechos sexuales y reproductivos, Apresentado no Congresso Internacional de Promoção da Saúde Sexual e Reprodutiva: 11-12-13 de fevereiro. Cuenca, Equador. 2014.

• Goicolea I, Wulff M, Sebastian MS, Ohman A. Adolescent pregnancies and girls' sexual and reproductive rights in the amazon basin of Ecuador: an analysis of providers' and policy makers' discourses. BMC Int Health Hum Rights. 2010;10:12.

• Gold RB, State CHIP programs up and running, but enrollment lagging, *The Guttmacher Report on Public Policy,* 1999, 2(5):6-9.

• Ibid; e Gold RB e Sonfield A, Family planning funding through four federal-state programs, FY 1997, *Family Planning Perspectives,* 1999, 31(4):176-181.

• Gold RB, Adolescent care standards provide guidance for state CHIP programs, *The Guttmacher Report on Public Policy,* 2000, 3(3):5-8.

• Lei da Segurança Social dos EUA 1905(a)(4)(C)

• Lei da Segurança Social dos EUA 2110(a)(9)

• Lei da Segurança Social dos EUA 2110(a)(16)

• Health Care Financing Administration (HCFA), State Children's Health Insurance Program (SCHIP) aggregate enrollment statistics for the 50 states and the District of Columbia for Federal Fiscal Year (FFY) 2000, HCFA, http://www.hcfa.gov/init/fy2000.pdf, acedido em 8 de março de 2001.

• Lei da Segurança Social dos EUA 2102(c)(1)

• Lei da Segurança Social dos EUA 1902(a)(55)(A)

• Lei da Segurança Social dos EUA 2107(a)(4)

• Brindis CD et al., *Adolescents and the State Children's Health Insurance Program (CHIP): Healthy Options for Meeting the Needs of Adolescents,* Washington, DC: Association of Maternal and Child Health Programs; e San Francisco, CA: University

• of California, San Francisco, Policy Information and Analysis Center for Middle Childhood and Adolescence e National Adolescent Health Information Center, 1999.

• Gold RB, Darroch JE e Frost JJ, Mainstreaming contraceptive services in managed care - five states' experiences, *Family Planning Perspectives*, 1998, 30(5):204-211.

• Gold RB, Sonfield A. Reproductive Health Services for Adolescents Under the State Children's Health Insurance Program (Serviços de Saúde Reprodutiva para Adolescentes no âmbito do Programa Estadual de Seguro de Saúde Infantil). Family Planning Perspectives, 2001, 33(2):81-87.

• Reuters Health, States to cover teens eligible for Medicaid, CHIP, <http://www.reutershealth.com/ archives/2000/10/18/eline/links/20001018elin063 .html>, 18 de outubro de 2000.

• Chambers R, Boath E, Chambers S. Young people's and professionals' views about ways to reduce teenage pregnancy rates: to agree or not agree. J Fam Plann Reprod Health Care. 2002; 28:85_90.

• Hom0e, Knudsen et al. Int J Circumpolar Health 2015, 74: 27941 - http://dx.doi.org/10.3402/ijch.v74.27941

• Sex & Samfund, Bedre Seksualundervisning (organização dinamarquesa para melhorar a educação sexual). [em dinamarquês]. [citado 2015 ago 20]. Disponível em: http://www.sexogsamfund.dk/Default. aspx?ID_25947

• Baru "ske H. Gro "nland. Kultur und Landschaft am Polarkreis (Gronelândia. Cultura e Paisagem no Círculo Polar Ártico). Ko" ln: DuMont Buchverlag; 1990.

• Svanemyr J, Amin A, Robles OJ, Greene ME. Creating an enabling environment for adolescent sexual and reproductive health: a framework and promising approaches [Criar um ambiente propício para a saúde sexual e reprodutiva dos adolescentes: uma estrutura e abordagens promissoras]. J Adolesc Health. 2015 Jan;56(1 Suppl):S7- 14. doi: 10.1016/j.jadohealth.2014.09.011.

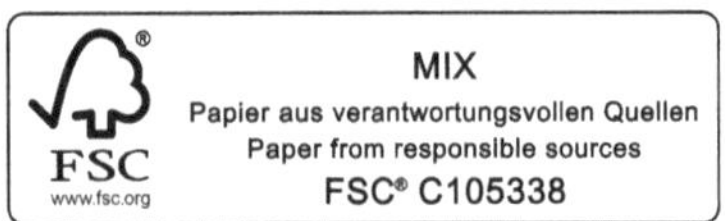

Printed by Books on Demand GmbH, Norderstedt / Germany